あなたの運命を決める サムスカーラ

本当の幸せを見つけるヨーガの秘宝

UPKAL《ウブカル》=著

明窓出版

あなたの運命を決めるサムスカーラ 目次

はじめに

何百冊もの自己啓発書や成功哲学書を読んでも、絶対と言っていいほど、あなたはあなたが望むような人生を歩むことはできません。私自身、１０００冊を超える書籍を読んできましたが、そのことを実感しています。

今までに出版された自己啓発、夢実現関連の書籍は、万を超えることでしょう。その中で、ベストセラーと呼ばれるものも数多くあります。私は、それらを読んでこれまでも実践してきましたが、効果のほうは見るべきものはありませんでした。

この本を手にしている皆さんも、多くの書籍を読んでこられたのではないかと思います。やはり、実践してもこられたのでしょう。そして、この本を手にしているということは、私と同じようにそれらの効果を、あまり感じておられないのではないでしょうか。

趣味としての読書であれば、特に問題ないのかもしれません。しかし、自己啓発書・成功哲学書というのは、言わば実用書です。何らかの効果を期待して購入されているかたがほとんどでしょう。

そうした書籍を読んだ後は、「よーし、これでわたしも成功する！」などと思い、実践していきます。しかし、効果らしい効果が無い……。「本に書いてある通り実践しているのに、なぜ上手くいかないのか？」と、なんとなくスッキリしないままのかたが多いのではないかと思います。

成功哲学書で最も有名なものが、ナポレオンヒルの「思考は現実化する」でしょう。そして、その他の数多くの夢実現や成功哲学書も、すべてと言っていいほど、基本的には、それと同じことを言っています。表現方法や切り口は違っていても、結局は同じことを言っているのです。その方法とは、私たちの思考、意識、心……といったものを使うということです。

成功哲学書では思考と言ったり、夢実現の本では意識（潜在意識）と言ったり、またスピリチュアル書では心（魂）と言ったりしています。しかし、結局は同じことを言っているのです。今後も成功哲学や夢実現の本が数多く出されるでしょうが、基本はすべて同じと考えて間違いありません。同じものが出されるのだから購入する必要がないかと言えば、そうでもありません。あなた自身も日々変わっていきます。そして、あなたが反応する、納得する表現もさまざまです。同じものでも、何百回も読んで、初めて理解できることもあります。何百冊もの本を読んで、初めて理解できることもあります。

しかしながら、ナポレオンヒルの「思考は現実化する」もそうですが、自己啓発書、成功哲学書や夢実現書にはある大きな欠点があります。本書を読めば、それが何なのかが明確になります。

あなたは宝箱を持っているのですが、その鍵を持っていません。そして、本書こそがその宝箱の鍵なのです。

数ある成功哲学書は言ってみれば、宝箱の話ばかりしています。誰もが宝箱の話を聞けば夢が膨らみます。しかし、実際には夢は夢のままです。なぜなら、その宝箱を開けるには鍵が必要だからです。その鍵がなければ、あなたがすでに持っている宝箱を開けることはできません。

映画など、物語の1つのテーマとして、金銀財宝が眠る宝の山を探すというものがあります。宝の山を探すには、まずはそのありかを示す宝の地図を手に入れなければなりません。その地図さえ手に入れれば、あとは何とかなるのです。映画でも主人公とその敵対する相手との、宝の地図を巡っての争いというのが、話全体の大きな部分を占めます。それさえ手にすれば、もう宝は手に入ったも同然というわけです。

私たちも成功するためには、宝の方ではなく、まずその地図が必要なのです。その地図を手にすることができれば、あなたの成功は約束されます。宝箱とその鍵、宝の山とその地図、どちらも同じです。すでにお分かりの通り、大切なのは宝箱ではなく、それを開ける鍵です。また、宝の山にたどり着くための、その地図です。

「あなたは、宝箱ばかりを求めていませんか？」
「あなたは、宝の山のことばかりを考えていませんか？」

それでは成功することもできなければ、夢を実現することもできません。鍵を見つけてください。地図を探してください。そうすれば、必ずあなたの望む人生を歩むことができます。

私たちは、思い通りの人生を歩むことができます。成功することも、夢を実現することもできるのです。その方法とは、すでに数多くの書籍が示しているように、思考、思い、意識、心を使うということです。そこには信じられないくらいのパワーが潜んでいます。そう、潜んでいるのです。実際にそのパワーを自由に使うことができるようになれば、不可能はないということなのです。誰もが、そう私たち皆が等しく、潜在的に大きなパワーを持っています。生まれや性別、国籍などに関わらず誰もがすごい能力を持っているのです。この点は、非常に重要なので繰り返しますが、私たち皆が自分の思い通りの人生を歩むための宝箱（能力）を持っているのです。

私たちは、誰もが頭脳を持っています。よく知られていることですが、私たちはその頭脳の数パーセントしか使っていないのです。脳の能力を開発し、10％でも多く使うことができればどうなるでしょう。それが、30％、50％、そして100％近く利用できれば……。超能力という言葉がありますが、能力を超える必要はありません。あなたがすでに持っているその力を、100％発揮できればそれで十分なのです。超能力とは、あなたがすでに持っている力を十分に発揮するということです。

私たちは皆、同じようにそのパワーを使うことができるのです。そのパワーを使うことで、自分の願い、夢を叶えることができます。あなたはすでに宝箱を持っています。あとはそれを開ければいいだけです。そして、その鍵、その宝箱を開けるための鍵が本書で述べるサムスカーラなのです。サムスカーラを理解することで、あなたは宝箱を開ける鍵を手にすることができます。宝の山へたどり着くための地図を、手に入れることができるのです。

成功者と呼ばれている人、また夢を実現している人のほぼすべてがこのパワーを使っています。私たちと、成功者たちとの違いは、たったひとつです。そのパワーを使っているかいないかだけです。

あなたが成功できない本当の理由

ベストセラーになっているものでも、それ以外でも、タイトルは違えどもほぼすべての自己啓発関連本は、思考、思い、意識、心を使うことで夢を実現できる、成功できると言っています。そして、これは正しいことです。

そして、ひとつ見逃されがちで重要なポイントがあります。「誰もがそれを使うことができる！」ということです。思考、思い、意識、心は、誰もが持っているのです。そして、それは誰もが使うことができ、それによって成功することができるのです。結局、私たちは誰もが成功できる、夢を実現できるということです。

しかし、現実問題としてなぜ、私たちは、それら多くの書籍を読み、実践しても夢を実現できないのでしょうか。思うように成功できないのでしょうか。中には上手くいっている人もいるのでしょう。しかし、それはほんの一握りのかただけです。

もし、方法論としてそれが正しいのなら、すべての人に効果があるはずです。すでに述べたように、誰もが持っている、誰でも使える思考、思い、意識、心などを使うのですから。

一握りの人しか上手くいかないというのは、残念ながらそれが、たまたま、偶然に、上手くいったと言うしかありません。

それでは、その方法自体が間違っているのでしょうか。いいえ、そのこと自体は間違っていません。正しいのです！

多くの自己啓発書が正しいことを言っています。

「それでは、なぜ上手くいかないのか？」

その理由は、それらの書籍は宝箱のことばかり話しており、重要な鍵についてはあまり触れていないからです。宝の山のことばかり話し、そこへたどり着くための地図については詳しく書いていないのです。

多くの成功哲学書や夢実現法が示している方法には、すべて矛盾、欠点があります。その矛盾を解決できれば、私たちは成功することができます。夢を実現することができます。

その矛盾が、〝サムスカーラの罠〟なのです。言ってみれば、それが宝箱の鍵であり、宝の山の地図なのです。

そして、このサムスカーラの罠を理解することで、あなたが今まで実践しても上手くいかなかった数多くの成功哲学書や夢実現書の矛盾、欠点、そしてその理由を理解することができます。失敗した時に、次に成功するためには、失敗した原因を理解しなければなりません。そうでなければ、何回も同じ失敗を繰り返してしまいます。宝箱の鍵がないのに、一生懸命その箱を開けようとしても無駄な努力でしょう。

サムスカーラの罠を理解すれば、同じ失敗を繰り返さず、自分が望む人生を達成していくことができるのです。そしてそれは、ある特定の人だけに通用するものではなく、たまたま偶然上手くいくものでもありません。すべての人に適応されるものです。それは、木の船を川に浮かべれば、川の流れのまま下流へ向かって進んでいくのと同じです。誰がやっても同じ結果になります。それは科学と言っていいものです。

サムスカーラの罠を理解すれば、どんな成功哲学書でも、夢実現書でも、それらに書いてある矛盾を解明し、自分なりに対処していくことができるでしょう。

あなたは、あなたが選んだ人生を歩む権利があり、そして、そうすることができます。

その為にあなたは、真実（サムスカーラ）を知る必要があります。

「あなたは、その準備ができていますか？」

もしまだ真実を知る準備ができていないのであれば、いつも買っているような成功哲学書や自己啓発書などを購入してください。それを読んだ後は、今までと同じように満足はできるでしょう。しかし、いつまでたっても同じような、新たに出版される自己啓発書、成功哲学書を購入しなければなりません。そして、残念ながらそこには自己満足があるだけです。いつまでたってもあなたは夢を実現することはできないでしょう。そこにあるのは、宝箱や宝の山の話だけです。もっとも重要で、欠くことのできないその鍵や地図（真実）は隠されたままです。

今までの書籍では満足できないかた、真実を知る準備ができているかたは、本書をしっかり読み、あなたの宝箱を開ける鍵を見つけてください。あなたを宝の山へと導く地図を手に入れてください。単なる自己満足を遙かに超えるもの、あなたにとっての本当の宝を得ることができるでしょう。

「真実は最強です」

それでは、これから宝箱の鍵（真実）を見つける旅へと出発しましょう！

序章

あなたの宝箱を開ける鍵

「私の人生は、なるようにしかならなかった……」と、そして「でも、もしこれを知っていれば……」と、今さらながら思います。

本書では、なるようにしかならない人生、運命というものについて、「なぜ思うようにいかないのか？」その理由を明らかにしていきます。そして、なるようにしかならない運命を変え、あなたが思うとおりの素晴らしい人生を過ごす方法を示していきます。

あなたは自分の人生がどうなっていくかがわかりますか？　占い師でもないし……わかるわけがないと思っているのではないですか。もしそうだとすれば、あなたの人生は他人まかせ、周りの環境次第で変わってしまうことになります。ただ人生という荒波に流されながら生きることになります。

ここで言っているのは、占いとはまったく違うレベルの話です。自分の運命を自分で切り拓いていく道のことを話しているのです。自分の運命のことが分からなければ、その運命を変えていくことはできないでしょう。

「あなたの運命を決めているものがあります！」

そのことを理解すれば、運命さえも変えることができます。

「あなたの宝箱を開ける鍵が、間違いなくあるのです」

いくら成功哲学書に書いてあること、夢はこうすれば叶いますよといった本に書いてあることを実践しようとしても、あなたの運命を決定しているものが邪魔をしてうまくいきません。いくらがんばっても、いくら努力しても、人生はうまくいきません。

そして、あなたの運命を決定づけるものがあるという事実以上にもっと厄介なのは、あなた自身が、自分の運命についてその原因を知らないということです。

あなたは、自分が成功できる、夢を叶えることができると考えたとしても、なかなかうまくいきません。そして、がんばっているのになぜ物事が思うように進まないのか、その原因を知らないということです。いくら努力しても、いくら時間をかけてもうまくいきません。

では、どうすればいいいか？

「まずは、自分は何も知らないのだと気づいてください」

自分は今までただの思いこみ、妄想だけで生きてきたのだと知ってください。これは非常に難しいことです。自分が何も知らないということを知ることによって、その瞬間に道が開けます。どうすればいいかが分かります。

まさしくこれは、古代ギリシャの哲学者ソクラテスの〝無知の知〟です。自分は何も知らないということを知っていることが、かなりすごいことなのです。

私たちは、エゴ（自我）を持っています。これは非常に強力で、エゴをなくすのは至難の業です。エゴゆえに、私たちは自分のことが一番かわいく、エゴゆえに自分が言っていることは正しい、自分の考えは正しいと勘違いしています。そして、エゴゆえに、自分は何も知らないことをなかなか認めることができないのです。

ブッダの教えの中で、無知という言葉が時々出てきます。これは、ただ単に知識がないということではありません。それは、世の中に厳然と存在する法則、真実を知らないことを意味します。そして、自分が何も知らない、無知であることを知らないがゆえに、さまざまな苦しみが現れるのだというのです。したがって、智恵の開発、無知をなくすことによって幸せになるというのがブッダの教えなのです。

まず自分が何も知らない（無知である）ということに気づくことが大切です。

自分の無知に気づくことがなく、人生をこのままずっと過ごしていくと、取り返しのつかないことになってしまうかもしれません。さらに悪いことに、状況が悪化したとしてもその原因を理解することができないので、対応のしようがありません。ハツカネズミがトレッドミル（踏み輪）の上を走っているのに、なぜ前に進まないのかと悩んでいるようなものです。これほど苦しいことはありません。

真実を知らなければ、いつも次のような問題を抱え、悶々と人生を過ごしていくしかないでしょう。


「なぜ、やりがいのある仕事につけないのか？」

「なぜ、理想の相手にめぐり合えないのか？」

「なぜ、いつもお金に困っているのか？」

「なぜ、私のことを分かってくれないのか？」

「なぜ、思うような人生を歩めないのか？」

「なぜ、成功できないのか？」
「なぜ、夢が叶わないのか？」
「なぜ、いつも苦しいのか？」

脅しているわけではありません。ある人は成功するでしょうし、ある人は成功しないでしょう。ある人は不幸のどん底に落ちていくでしょうが、ある人は幸せになっていくでしょう。その人の持って生まれた運命のままということです。しかし、それでいいのでしょうか。

あなたの運命、そして人生を決定付ける大切なものが〝サムスカーラ〟です。そして、ほとんどのかたは、サムスカーラの罠に捕らえられています。無知ゆえに、サムスカーラの罠に捕らえられ身動きができなくなっているのです。

そしてそれから逃れるために、まるで、川の流れに逆らって、上流へ向かって必死に泳ごうとしているのです。これでは結果は明白です。いつかは疲れ果て、沈んでいくしかありません。

私たちの多くは人生の真理を理解せず、無知のまま、そして、自分が無知であることにすら気づくこともなく、人生の大半を無駄に過ごしていると言えるかもしれません。川の流れに逆らって、がんばって生きているようです。そして、なぜこんなに苦しいのだろう、なぜこんなにしんどいのだろうと思っているのです。岸に上がってそういう状況を眺めてみると、何をやっていたのかと思うでしょう。

サムスカーラは、インド数千年もの歴史で伝えられてきた秘宝と言っていいものです。インドを源流とするヨーガ、そしてお釈迦さまの教えの中でも、同様の考えが伝えられています。

もしあなたが、自分の運命を決める非常に大切なことを知らずに、このまま人生を過ごしていくならば、あなたは間違いなく運命に翻弄され、どうしようもなく生きていくことになるでしょう。そうです、せっかく宝箱を持っているのに、それをどのように開ければいいのかわからないのです。

もしかしたら成功するかもしれません、お金持ちになるかもしれません、幸せに過ごせるかもしれません。逆に、窒息しそうなくらい苦しい人生を過ごさなければならないかもしれません。そして、もし自分の思い通りの人生を過ごせたとしても、それはあなたの努力の結果というより、〝たまたま〟です。あなたの人生を〝たまたま〟の偶然に任せてしまっていいのでしょうか。

そして、残念ながら、たまたま成功する人というのはごくごくわずかです。そして、たまたまの成功は長続きしません。このことは、世の中の仕組みとして厳然と存在しています。

皆さんも時々ご覧になられていると思いますが、成功者と呼ばれていた人が、いっきに奈落の底に転落していく。こういったことは、決して珍しいことではありません。成功して大金を手にすると、勘違いしてしまうことが多いようです。成功したのは自分だからだ、自分がすごいのだ、と思ってしまいます。もちろんそのかたの努力もあったでしょう。しかしその多くが、〝たまたま〟と言ってよいものです。

成功者の中には、自分が成功したのはラッキーだったと言うかたがいます。私はそれを聞き、そのかたは謙遜して言っているのではなく、本心からそのように言っているのだと感じます。成功を自分の力ではなく、ラッキー、幸運に恵まれたと考えることができるかたは、サムスカーラの罠に捕まることなく、成功者の道をそのまま歩んでいくことができるのでしょう。

残念ながら、たまたま偶然人生が上手くいき、思い通りの人生を過ごせる人はほとんどいません。いたとしても、ごくごくわずかです。そういうほんの一握りの幸運なかたたちが成功哲学書を出版したりします。自分のたまたまの幸運を、あたかも誰でもそうなれるかのように……。

多くの成功哲学書は、成功したかたたち自らによって書かれています。しかし残念ながら、それらを読んでも参考にはなるかもしれませんが、実際に役に立つことはないでしょう。なぜなら、それを実際に書いた成功者本人にも、なぜ他のかたではなく、自分が成功したかについて、はっきりとは分かっていないからです。そこに書かれていることは、成功した結果、そのプロセスを振り返っての想像にすぎません。

そうした本の中身は、ほとんどが後づけでしょう。成功した結果、その原因を〝後から〟分析して、「たぶんこうだろう」と結論づけたものです。したがって、その内容は誰にでも使えるものではありません。私たちは原因と結果を無理やり結びつけ、納得したい動物なのかもしれません。よく分からないまま、そのまま放っておくことができないのでしょう。

ある人は、成功哲学書に書かれていることを実行し、上手くいくかもしれません。しかし、それは〝たまたま〟です。多くの人は、読むだけで実行しないか、また実行したとしても上手くいかず、それを忘れてしまうのが現実でしょう。

成功哲学書などで、上手くいった人の話がよく出てきますが、それは、数多くの失敗した人たちに対して、ほんのごく一部のたまたま上手くいった人たちの話でしょう。私たちは、そういう例を示されると、それを過大評価する傾向があります。それ以外の上手くいかなかった大多数の人のことなど頭にはなく、自分も上手くいきそうな気になるのです。

子供たちがプロ野球選手やサッカー選手を見て、自分もそうなりたいと思うことがありますが、実際にプロとして活躍できる人は、言うまでもありませんが、ごくごくわずかです。大人の私たちは、子供たちの夢を聞いて、かわいらしい、ほほえましい、または幼稚と思うかもしれません。しかし、あなたも同じようなことを日常的に考えてしまっているのではないでしょうか。そのことにさえ気づいていないでしょうが。

「あなたの運命がどうなるか」「あなたの人生がどう転んでいくか」は誰にも分かりません。あなた自身にも分かりません。もしかしたら成功するかもしれません。また、そのまま同じ仕事を続けて、平凡な人生で終わるかもしれません。どうなるかは、あなた自身にも、他の誰にも分かりません。

どんな有名な占い師でも、あなたの運命を正確に示すことは不可能です。

しかし、運命は確かに決められているのです。

それも、あなた自身が決めているのです！

「えっ、俺は自分の運命を決めた覚えはない！」

そうでしょう。皆さんそう言います。私もそうです！

ほとんどのかたが、自分で自分の人生を決めているとは考えもしません。なぜなら、多くのかたが、日々悩み苦しみ、思うようにならない人生を送っているからです。もし、自分の運命を自分で決めることができるなら、自分の思い通りの人生をすでに送っているはずですから。

しかし、現実は全く逆で、こうしたいと思ったことが上手くいかず、大丈夫と思っても失敗に終わり、いくら神頼みをしようが、占いや風水をやろうが、上手くいくことは稀です。

「それが人生さ」とあっさりあきらめることはなかなかできません。

もし、あきらめることができるなら、あなたにはこの本は必要ないかもしれません。

「これが人生さ」と簡単に言えないのが私たちの人生です。

あなたの運命を決めているもの、思うようにならない人生を決めているもの……。

それが〝サムスカーラ〟なのです。

サムスカーラを理解せずに人生を過ごしていくと、自動的にその罠につかまります。人生は、罠だらけです。それは、多くの獣が潜むジャングルのようなものです。それなりの装備、そして智恵をもって挑まなければ、とんでもないことになってしまいます。

サムスカーラを理解することで、ジャングルでも安全にやり過ごせる智恵を得ることができます。あなたの人生に仕掛けられた多くの罠に捕まることなく、楽しく過ごすことができます。何よりも、あなたの運命を理解することができます。

そして、あなたの人生を変えることができます。運命を好転させることができます。あなたは、宝箱の鍵を手に入れるのです。

「あなたは、あなたの思う通りの人生を歩むことができます」

「あなたは自分の宝箱を開けることができます」

「すべての鍵は、〝サムスカーラ〟にあります!」

第1章

私もサムスカーラの罠にはまった！

私は、多くの皆さんと同じように、大学を卒業後、サラリーマンとして会社に勤めていました。営業の仕事をしていたのですが、生活自体は単調なものでした。

朝起きて、会社へ出社、その後担当する得意先を廻る。イベントごとや、接待などもありましたが特別なことをやっていたわけではありません。一般の会社員のかた、特に営業職についているかたとほとんど同じような生活です。

そしてその後、約8年間勤めた会社を辞めるという決断をしてから、人生が動き出しました。

なぜ私は会社を辞めたのか……？

「サムスカーラの罠に捕まってしまったからです！」

サムスカーラの罠と言いましたが、今からその時のことを考えてみると、会社を辞めた理由は一言、その時やっていた仕事に対して情熱を傾けることができなかったからだと思います。その時は真剣に悩んでいましたが、結局はその仕事が嫌だったということです。なんとも幼稚な考えだったのかもしれません。

そして、私がその時いだいた「嫌だ」という気持ちの根本にあるものがサムスカーラなのです。

この嫌だという気持ち、言い換えれば〝会社を辞めるというサムスカーラ〟によって実際に退職し、米国ＭＢＡ（経営学大学院）留学へと進んでいきました。一見、米国ＭＢＡへ留学するために会社を退職したような形になっていますが、実はそのまま会社で働いているのが嫌で、どうすればよいか考えた結果、たどり着いたのがＭＢＡ留学だったのです。

会社を退職し、ＭＢＡへ留学し、帰国後、世界規模の外資系企業で希望通りのマーケティング職につきました。留学前に比べれば年収は約2倍になり、ＭＢＡへの留学は一見成功したかのように見えました。しかしその後、その会社も辞めることになりました。2回目の退職です。

なぜ、自分が望んでいたことが達成できたのに、また会社を辞めることになったのか？

それは、またしてもサムスカーラの罠だったのです！

新卒で入った会社を辞め、ＭＢA留学を志した時点で、私の目標はビジネス界での成功でした。それに向かって走り続けました。しかし、いくらがんばっても、いくらもがいても、思うように物事が進むことはありませんでした。給料が上がっても、昇進しても、充実感、達成感はほとんどありませんでした。どんどん苦しくなるばかりで、少しも満足感を得ることはできませんでした。

「がんばっているのに、なぜ上手くいかないのか？」

「日々がなんだか、つまらないのはなぜか？」

「時々は上手くいくことがあるが、心の底から満足感を得られないのはなぜか？」

こうした疑問を抱えながら、自己啓発書や成功哲学書をむさぼり読みました。そして、さまざまな書籍をいくら読んでも答えが見つからず、悶々と過ごしていました。

その時はそれが何なのか、まったく分かりませんでした。

その後、自ら会社を立ち上げ、さらにその道を突き進んでいきました。この頃は、まさに暗闇の中を、明かりも持たずにただ走っているようでした。

この時の私だけに限らず、私たちの多くは、勘違いして生きているようです。

「自分が進むべき道はこうなのだ！」
「このように生きなければならない！」
「がんばればなんとかなる！」

現代社会の環境が、大きな影響を及ぼしているのでしょう。

一流大学への進学、一流会社への入社、会社での昇進……。適齢期で結婚して、子供は２人で、時々海外旅行へ行き、たまには高級レストランで食事などなど……。

現代の私たちの社会では、「あなたはこのように生きていくべきですよ」と知らない間に決められているようです。自分の意志ではなく、「この道を進んでいけば幸せになれますよ」と方向付けられ、それを何の疑いも無く信じ、生きているようです。私自身も、初めての会社勤めの時から、私本来の成功ではなく、一般社会で言われている成功を求めて何の疑いもなく生きていたのです。

個性ということが言われ始めて久しいですが、ほとんどの人が大学を目指し、卒業後会社へ就職するといった現在の世の中で、本当に個性を発揮している人は皆無かもしれません。私はここで、会社員にならないことが個性だと言っているのではありません。会社員になっても、個性を発揮することは可能です。生き生きと働いているかたもたくさんいるでしょう。また、一方でお笑い芸人を目指す若者も多くいるようです。しかし、お笑い芸人を目指すことが、会社員になるよりも個性的だとは言えません。ただ単に面白そうだからとか、一種のブームに乗っかっている人もたくさんいるでしょう。

ここで言う個性とは、各自が冷静に自分自身を分析し、自分がやりたいことではなく、自分がやるべきことをやるということです。皆が会社員になる社会はなにかおかしいように感じます。また、テレビに出たい、有名になりたいという理由でお笑い芸人を目指すのも違和感があります。テレビに出てどうするのか？　有名になってどうするのか？

私たち個々は、世界でたったひとりのオリジナルです。他に同じ人は存在しません。ということは、それぞれに適したものが必ずあります。現代社会では、それぞれの使命など考えることなく、社会で勝手に方向付けられた同じ目標に向かって皆が進んで行っているようです。少数の幸せ（成功者）と大多数の不幸といった世の中になるのは必然のような気がします。

私はまさしく、社会で言われている成功を自分自身の成功と信じ、ひたすら走り続けていたのです。これではたとえ社会的な成功を得たとしても、満足感を得ることはできなかったでしょう。自分が望む本当の目標ではなく、勘違いした目標へ向かってがんばっていたのですから……。

テレビを見ると、グルメ番組が霜降りの牛肉を食べなさい、とろけるような大トロを食べなさいと、私たちの食欲を刺激します。また、旅行番組では、こんなホテル、あんな温泉へ行くのが当たり前と言わんばかり。ドラマではトレンドを作り出し、そうするのが正しいというように私たちにそっと訴えかけています。クリスマスは恋人同士で高級レストランのディナー……といったことは、クリスチャンでもない日本人が、勘違いして作りあげてしまったイメージと言うしかありません。本当のクリスチャンであれば、クリスマスには家族と一緒に家でゆったりと過ごすのでしょう。

「知らない間に、無意識のうちに、あなたはいろんなものを受け入れていませんか？」

「知らない間にあなたの意識は誰かにコントロールされていませんか？」

メディアが発達した現代社会では、さまざまな情報により、私たちは絶えず刺激され、混乱しています。混乱した状況では、ますます自分がわからなくなり、他の誰かのいいなりになりやすいようです。これは、最近流行っている脳科学などでも立証されていることです。

私たちはメディアなどにより一定の方向へ〝無意識に〟向けられているのかもしれません。「この道を進んでいくと幸せになれますよ」と刷り込まれてしまっているのかもしれません。「そんなことは絶対にない」と強固に否定するかたは、最も危ないですね。

私たちみんなが本当に幸せになれるのなら、それはそれで結構です。しかし、残念ながら、「こうすれば幸せになれますよ」と意図的に示された道を歩いていき、最後までゴールできる人、幸せに暮らせる人はほとんど皆無と言ってよいでしょう。本当に幸せになれる人というのは、そういう状況を自分自身で理解し、コントロールできる一部の人だけです。

その決められた道というのは、一部の成功した人たちのために作られていると言ってもよいかもしれません。その他大勢は、がんばって進んでいっても結局上手くいかず、挫折、劣等感、怒りなど、余計な感情を抱えたまま生きていかなければなりません。昨今の格差や職が見つからない多くのかたがたの問題は、「こうすれば幸せになれますよ」といった道から落ちこぼれた人たちがますます増えていることを象徴しています。

そして、もっと怖いのは、「誰かに決められた道を歩いていることにさえ気がついていない」ということです。自分が決めた道だと思ってしまっています。社会的洗脳という言葉がありますが、まさに現代の私たちはそういった影響を強く受けてしまっているようです。私は、まさしくこれに当てはまっていました。

本当に自分が決めた道なら、その道から外れたとしても修正することができます。しかし、どこの誰かわからない人、社会、グループなどによって決められた道を、それが自分の道だと勘違いし、進み、結果として上手くいかず、迷ってしまったところで誰も助けてくれません。

そして、自分が決めた道でないが故に、それを自分自身で立て直すことは非常に難しいのです。結局それにしがみつき、ますます本来の自分から離れていってしまうという悪循環にはまっていきます。最後には、人生を棒に振るということになりかねません。

最近は、うつやパニック症候群などメンタルな面で問題を抱えているかたが多くなっているようです。その原因の多くは、周りからの多くの刺激、情報により、自分の意志ではなく、周りに従って生きた結果、自分自身が分からなくなってしまった結果かもしれません。

本来の自分の道、自分が望んで決めた道ならば、失敗したとしても不満はありません。逆に、すがすがしい気持ちでその後も暮らしていけるでしょう。しかし、他の誰かから決められた道を知らない間に歩かされ、結局失敗した時、どうなってしまうのでしょう。言いようの無い、どうしようもない気持ちになってしまいます。後悔してもしきれません。

もし、あなたが今進んでいる道で、少々失敗しようが、困難なことがあろうが、どうということはないと考えているなら、あなたは幸せです。本来の自分の道を歩んでいるのでしょう。

しかし、将来に不安を感じていたり、もし失敗したらどうしようと考えたりしてしまうのなら、それはあなた自身の本当の道ではないのかもしれません。もしかしたら、誰か知らない何者かによって勝手に決められた道を、そのことに気づくことさえなく、自分が決めた道だと勘違いして歩いているのかもしれません。

こういうことが、実際にあなたにも起こっています。

そんなことは絶対にないと思うなら、1つ簡単なテストをしてみましょう。

＊…………＊…………＊…………＊…………＊…………＊…………＊…………＊…………

紙を用意し、下記、2段階の質問に答えてみてください。

第1段階①から③の質問に具体的に答えてください。
① あなたは今欲しいものがありますか？　それは何ですか？
② あなたが止められない嗜好品はありますか？　それは何ですか？
③ あなたが特にこだわっていることはありますか？　それは何ですか？

第2段階
もし①から③の答えが1つでも〝Ｙｅｓ〟の場合、下記の質問にさらに答えてください。
①がＹｅｓの人：それは本当に必要ですか？
②がＹｅｓの人：なぜそれを止められないのですか？
③がＹｅｓの人：なぜそれにこだわっているのですか？

以上でテストは終わりです。

1段階目ですべて〝No〟と答えたかた、および1段階目ではYesがあったが、2段階目ですべて明確にその理由を答えられたかた（こじつけなどではなく）は、本当に自分の意志で人生の決断を行っているのでしょう。それ以外のかたは、何らかの影響を受け、本来の自分の道ではない、誰かが作った道を歩かされているのかもしれません。私も含め、ほとんどのかたが後者になると思います。

＊………＊………＊………＊………＊………＊………＊………＊………

私はサムスカーラの法則を理解せず、ただ勘違いして走り続けてきました。野球をしているのに、バッターボックスにバットではなくゴルフクラブを持って立ち、真剣に硬球を打ち返そうとしていたようなものです。

自分の本当の望みではなく、社会の目を気にし、それに合わせるように自分を動かしていたのです。では、社会とはいったい何なのでしょうか。生活していく上で、社会の一員としての規律・道徳は大切でしょう。しかし、実際には、何かよくわからない社会、周りを気にして、それにあわせて自分の人生を決めていくというのは、冷静に考えるとばかげています。子供が本当にやりたいことではなく、親が望むことをやるのに似ている気がします。これではいつか破綻するのは目に見えています。

自分では、野球場のバッターボックスに立ち、大真面目にゴルフクラブをブルンブルンと振っていたのです。当たるはずがありません。たまたま当たったとしても、クラブは折れ曲がり、手には大きな痺れを感じるだけで、球は前へは飛ばないでしょう。

私はヨーガ（Yoga）と出会い、現在一般的にヨーガとして広まっているアーサナと呼ばれるポーズだけでなく、呼吸法や瞑想法、そして、その哲学や理論を学び、どんどん没頭していきました。特に、その哲学は、非常に深遠なものであり、現在ベストセラーになっている多くの成功哲学書、自己啓発本などとは比べ物にならないくらい本質的で、そして実践的なものです。表面的な、ただ気持ちよく感じさせるものではなく、まさしく本物です。

ヨーガを本格的に学び始め、インドへも出かけるようになり、これも偶然ですが、ヴィパッサナ瞑想という、お釈迦様が悟りを開いた瞑想を中心とした体系に出会いました。ヴィパッサナは一般の仏教（大乗仏教）ではなく、お釈迦様が実際に教えられた内容をそのまま残したものです。

ヨーガの哲学およびヴィパッサナの中に、サムスカーラの考えが伝えられています。私はアーサナ（ポーズ）中心のエクササイズ的な現代のヨーガではなく、心を中心とした本来のヨーガを専門とし、さらにヴィパッサナを学び、日々実践していますが、ヨーガおよびヴィパッサナの考えの中で、最も強烈に影響を受けたのがサムスカーラという真実です。

最初にこの考えに出会った時、息が止まり、しばらく動けなくなりました。それほどの衝撃を受けたのです。なぜそれほどまでに驚いたかというと、それが私のそれまでの価値観を根底から覆すものだったからです。

米国MBA（ビジネススクール）で学んだことなど、一瞬にして吹き飛んでしまいました。人生観がひっくり返ったと言っても過言ではありません。その時の率直な感想は、「今までの人生がすべて勘違いかもしれない」というものでした。

それまでも私はヨーガやお釈迦様の教えを学んでいましたが、しっかりとは理解できていなかったのでしょう。しかしサムスカーラに出会ったことで、今までどこかにつっかえていたものが綺麗に取れたように、すべてが繋がっていったのです。腑に落ちるという表現がありますが、私の中でヨーガ、そしてお釈迦様の教えがストンと身体の芯まで落ちていき、大きな安心感に包まれました。

サムスカーラの理論を理解し、それまでの自分の人生の意味を納得することができました。それからは何が起きようと、非常に落ち着いて、不安はなく、自分の道を歩んでいけるようになりました。それまでは、暗中模索状態で「この道で本当にいいのか？」と、暗闇の中を灯りもなく、ただ、ふらふら歩いているようでした。今では暗闇に光が差し、私の前にしっかりとした1本の道がはっきりと見えています。光が差せば自然に闇が消えていきます。

今はまだ暗闇にいるかたは、無理に闇から抜け出そうとはせず、光を当てればよいのです。その光とは、サムスカーラという真理・真実です。真理・真実を学び、本当の智恵を得ることができれば、闇が自然に消えていきます。

サムスカーラを理解することで、他の誰かが決めた人生ではなく、あなた自身の本当の人生を歩むことができます。これにより、あなたの人生は間違いなく変わります。あなたの前にも、真実の光が差し、はっきりと輝く道が現れるでしょう。

あなたの意識が変わります。意識が変われば、あなたの言葉が変わります。そして、あなたの行動が変わります。結果として、あなたの人生が変わります。あなたの運命が変わるのです。

サムスカーラの法則をあなたの友として暮らしていけば、思うようにならない人生が思うようになっていきます。それを常に意識して生活していけば、運命がよい方向に自然に流れていきます。

しかし、サムスカーラは私たちにたくさんの罠を仕掛けています。

サムスカーラがというより、この世の中がと言ったほうがよいかもしれません。サムスカーラを理解することは、この世の中の仕組みを理解することです。また、それは私たちの人生を理解することです。そして、それは私たちの運命を知ることでもあります。

私たちの人生に仕掛けられたたくさんの罠に捕まらないようにするには、サムスカーラをしっかり学んでいかなければなりません。

あなたは今、たくさんの猛獣が潜むジャングルの中を、裸で歩いているようなものです。いつライオンに襲われてもおかしくありません。しかし、そんなことも知らずに、鼻歌でも歌ってのんびりと歩いているのではありませんか？　鼻歌が歌えるようならまだいいですね。あなたは、世の中というジャングルの中を、どうしたらいいのか分からずに、ウロウロとただ歩き回っているのではありませんか。

ジャングルでは、そこで生き抜くための服装、靴、武器などが必要です。あなたの今の人生でも、同じように必要な装備があります。サムスカーラを理解すれば、この人生で何をすればいいかが明確になります。そうすれば、自分で自分の人生を決めることができるのです。誰かに決められた道を歩まなくてもすみます。自分で自分の人生を切り拓くことができるのです。

そうするとあなたの心は落ち着きます。自分の人生を自分でコントロールできるので、周りに影響されることがなくなっていきます。しっかりした芯があなたの中に定まります。これこそが、本当の自由なのです。

日本に暮らしている私たちは、自由を謳歌しているようですが、本当の意味での自由を手に入れているわけではありません。もし、本当に自由であれば、悩むことも無く、問題も起こりません。本当に自由になることができれば、日々落ち着いて楽しく暮らしていけます。

仏陀は「幸せとは何か?」と質問され、「幸せとは、常に心が平静さを保っていることだ」と答えました。サムスカーラを理解すれば、あなたはいつも平静でいることができます。

そして、大きな幸せをつかむのです。

「すべては、あなた自身の中に、すでにあります」

「あとは、それに気づき、行動していくだけです」

第2章　あなたの運命はこうして決まる

「あなたは、今、満足して暮らしていますか？」

「毎日、楽しく暮らしていますか？」

それとも、「何らかの問題を抱えて悶々とした生活を送っていますか？」

100人に聞けば、100人が違った答えをするでしょう。人によって置かれている状況は異なります。しかし、私たちの個々の状況は違っていても、その違いの背後にあるものは1つです。私たちすべてに、好むと好まざるとに関わらず、それは適用されます。

私たちすべてに共通し当てはまるもの、それは自然の法則、宇宙の法則、法（ダルマ）です。したがって私たちは、置かれている状況が違っていても、皆が平等であると言えます。

現在は格差社会と言われていますが、本質的に私たちは皆、平等です。格差などないのです。格差があるとすれば、それは私たちが勝手に作っているだけです。自然界を見れば、それは明らかでしょう。

餌を捕まえることができず餓えている一匹のライオン、一方、餌に恵まれ、お腹が一杯で満足しているライオン、状況は違っていても同じライオンです。さまざまな状況がありますが、そこに格差はありません。太陽が燦々と照り、水も豊富な南国で大きくなれる木々があれば、砂漠地帯でやっとの思いで立っている木々もあるでしょう。しかし、それらに差はありません。状況は違っても、その中で間違いなく生きています。

私たちは、環境、物事に対して、日々自分勝手に良い悪い、また好き嫌いを決めています。しかし、真実は、良いも悪いも、好きも嫌いもありません。私たちが勝手にそのように決めているだけなのです。ある人は好きだと言い、別のある人は嫌いだと言います。

例えば、同じものを見てもその反応はさまざまです。りんごが好きな人もいれば、中にはりんごは見るのも嫌だというかたがいるかもしれません。りんごは好きだけど、イチゴは嫌いなかたもいるでしょう。しかし、実際そこに〝好き〟と〝嫌い〟というものは存在しません。私たちが勝手にそう思っているだけです。

夏になれば〝暑い暑い〟と言います。また、冬になれば今度は〝寒い寒い〟と言います。しかし、実際に〝暑い〟〝寒い〟というのは存在するのでしょうか。確かに夏になれば、気温が上昇します。そして、冬になれば気温が下がります。確実にあると言えるのは、温度の変化です。日本には四季があるので、春から夏にかけて気温が上昇していきます。その過程で、私たちはその変化を暑いと感じています。また、秋から冬にかけては気温が下がっていきます。同じように、その変化を私たちは寒いと感じています。そこにあるのは、暑い、寒いではなく、気温の変化です。

笑い話のようですが、インドは非常に暑い国で、気候については〝暑い〟〝とても暑い〟そして〝むちゃくちゃ暑い〟という表現だけのようです。インドのかたが日本の夏を経験したとしても、暑いとは思わないかもしれません。もし一年中気温が30度を超えているのであれば、そこに暑いというのはなくなり、それが当たり前になってしまいます。暑いが無ければ寒いもないのです。おもしろいですね。

自然界、動物たち、植物たちを見れば、私たちが日々いかに妄想して生きているのかが理解できます。また、私たちがどう生きていけばよいかのヒントを得ることができます。

私たちは利口になりすぎたのかもしれません。余計なことを考えすぎて、自分で自分を不幸にしているようです。自然界にいる動物や植物のように、何も考えず、一日一日、今やるべきことをやっていく、そんな生き方を目指すべきなのかもしれません。

果報を求めない

ヨーガに関連する聖典に「バガヴァット・ギータ」があります。これは現在でもインドで広く読まれているようです。この中に登場するクリシュナというインドの最高神が、アルジュナという戦士に対して言っていることがあります。それは、「行為に対して果報を求めるな」ということです。この意味するところは、何か行動する時に、それに対する結果（報酬）を考えるな、求めるなということです。

私は初めてこの言葉を聞いた時、何のことかよく分かりませんでした。というのも、私たちは当たり前のように、何かの結果や成果を考えて行動するからです。結果を求めるなとは……、一般の常識とはまったく逆です。なぜヨーガでは結果を求めることを良くないとするのかとても不思議ですね。

私たちが行動する時は、ほぼ間違いなく、意識的にも、無意識にも、それに対する結果（報酬）を考えています。これをすればこういう結果、こういう良いことがあるだろう……と。ほとんどの場合、私たちの行為は自分にとって都合の良い結果を求めて行われていると言ってよいでしょう。最近では、ボランティア活動なども行われているようですが、そういう一見無私の行為にしても、金銭的なものではなく、何らかの精神的満足感を得るためであるとすれば、クリシュナの教えに反するものとなります。

金銭を受け取らないとしても、無償で何かをすることで満足感などを得たいという期待があれば、それは本来のボランティアではなくなってしまうかもしれません。

また別の例えでは、男性が女性に何か贈り物をしたり、食事をご馳走したりする時には、ほとんどの場合、男性側は、何らかの結果を期待しています。

男性が、ある女性とお付き合いがしたい、もしくは結婚したいと考える時、花束を贈ったり、ジュエリーをプレゼントしたりというのは、よく行われていることです。やはり結果を求めた行為であり、良くないということになってしまいます。

同様に、女性がブランドのバッグなどを買う時には、それを持って街を歩いている自分をイメージし、素敵な自分という結果を期待しているのでしょう。また、有名ブランドのものを買うこと、持っていることでの優越感を求めているということもあるでしょう。多かれ少なかれ、私たちの行動というのが、何らかの期待をもって行われているのは間違いないようです。

しかし、私たちが普通に行っている結果を期待したこうした行為を、クリシュナはだめだと説くのです。

「それはなぜでしょうか?」

クリシュナはなぜ、果報（結果）を求めるなと言っているのか……。

クリシュナは、すべての行いは主のために行うべきだと私たちに説いています。

「バガヴァット・ギータ」は、インドの聖典であり、文化的背景も違う私たち、現代の日本人には特に〝主のために〟というのは理解しがたいかもしれません。

私はクリシュナの言葉を、私なりに解釈しています。果報を求めるな、結果を求めるなという理由として、何か結果を求めて行動したとしても、必ずしも自分が期待したような結果が得られるとは限らないということがあります。

好きな女性に何かプレゼントをして、交際をお願いする。その結果、断られることもあります。ブランドバッグを持って街を歩いていると、同じものを持った人が何人もいて、優越感に浸れるどころか、何か恥ずかしいような気分になったりすることもあるでしょう。

私たちの期待は、必ず叶うとは限りません。それどころか、それは裏切られることのほうが多いのかもしれません。

逆に、果報（よい結果）を求めずに行動をすればどうなるでしょう。結果を気にしないのですから、その行為に対して何が起こっても私たちが落ち込むことも気分を害することもありません。結果を求めない行為に害はありません。心が非常に落ち着いており、堂々としていられます。

私たちは日々、何らかの結果を求めて行動しています。それでは、結果、成果を求めない行動というのは実際にはどういうものなのでしょうか。

男性が女性に何らかのプレゼントを贈る場合に、何の期待もなく行うことはあるのかどうか。同じ会社で働いている女性社員に、いつもお世話になっているということで、ちょっとしたものをあげるということはあるかもしれません。同様に、母の日に、カーネーションを贈るというのも、感謝の気持ちの印としてただ行っているのでしょう。

結局、どういう時に結果を求めているか、報酬を求めていないかというのは、個人の心の問題であり、個別に判断するしかないのです。自分自身の日々の活動を1つずつ確認し、それぞれで自分自身の気持ちを眺めていくしかありません。

普段私たちは、結果を求めすぎるあまり、余計なもの、不純物を潜在的にたくさん作っています。それも毎日毎日……。何年も生きていると、すごい量の悪いものが身体と心に積もりに積もっていくことでしょう。考えただけでも恐ろしいです。

この汚れが言わば、本書のテーマであるサムスカーラと言ってもよいものです。私たちは、結果を期待した行為などによって、日々サムスカーラを作り続けているということです。ただ、サムスカーラはこうした汚ればかりではありません。詳しくは後ほどみていきます。

結果を求めずに〝ただやるべきこと〟を淡々と実行していけば、心に汚れを作ることはありません。クリシュナの教えも、〝義務を果たせ〟、目の前の今やるべきことをやりなさいということです。行為の結果を考えるあまり、自分が成すべきことを行うことができないということを戒めているのでしょう。何も考えずに、今、やるべきことを淡々と行う、これこそが最も重要なのです。

結果として、私たちの心と身体は純粋に保たれます。不必要なものに害されていない心身を持っていれば、自ずと幸せになれます。幸せになるには、まず日々、あなたが何をやっているか、何を求めているか、何を考えているかをチェックしていかなければなりません。それは、サムスカーラを確認しながら生き、自分の人生をコントロールする道でもあります。

あなたの運命

「運命とは、何なのでしょうか?」

運命を変えたいと思っても、その変えるべき運命とは何かが分かっていなければ、それは決して実現しないでしょう。

例えば、弁護士になりたいと思っていても、実際に弁護士とは何かが分かっていなければ、弁護士になるのは難しいでしょう。当たり前ですが、なりたいものが何なのかが分かっていなければ、それになりようがありません。しかし、実際には私たちは自分が目指しているものをしっかりとは理解せずに、ただなんとなくそうなりたいと思っていることが多いのかもしれません。

夢を追いかけるという言葉があります。そう言うと何かかっこいい感じがしますが、実際にはただ単に妄想しているだけです。もし何か目指すべきことがあるのなら、夢を実現するための目標として、行動へと結びつけていかなければなりません。夢があるだけでは、決してそれは実現しません。過去、夢を実現した人は必ず行動しています。あなたに夢や目標があるなら、行動してください。他の誰も、あなたの家族であっても、あなたの代わりに行動することはできません。あなた自らが行わなければなりません。

弁護士とはどういう仕事なのかを理解すれば、どういう能力が必要なのかを理解することができます。そして、どのようにすれば弁護士になれるかの方法も分かってきます。同じように、運命を変えるには、まず運命とは何かを理解しなければなりません。これがすべての第一歩です。

「仏教哲学大辞典」では「人間の行為あるいは存在、及び人間を含むさまざまな現象を、人間の意志とは関係なく、ある超自然的な力が支配していると考えた場合、その力を運命という」と書かれています。

運命を考える場合、1つのポイントとなるのが、この〝超自然的な力〟という部分です。もし運命というものが〝超自然的な力〟で支配されているならば、私たちは、それをどうすることもできません。なぜなら、お分かりの通り〝超自然的な力〟とは、私たち人間の力を超えているものであり、従って、私たちにはどうすることもできないものだからです。

すると、運命とはどうすることもできないもの、変えることができないものになってしまします。

私たちの運命がどうすることもできないものであるとすれば、私たちはなぜ生きているのでしょうか。運命が〝超自然的な力〟に支配されているなら、私たちの人生もそれによって支配されているということです。私たちの人生は自分では決めることができず、ただ、運命のまま、〝超自然的な力〟のなすがままということです。

運命という言葉と関連して、宿命という言葉があります。岩波仏教辞典（岩波書店）によると、「宿命は、前世から先天的に定まった運命もしくは運勢」とあります。すでに決まった運命のことが宿命とされています。そうすると、まだ決まってない運命というものもあると考えられます。

時々聞く解説として、運命は変更可能で、宿命は変更できないというものがあります。仏教辞典ではこのことを意味しているのでしょうか。すると〝超自然的な力〟によって支配されている運命であっても、私たちが何らかの影響を及ぼすことができるということです。私たちは、その〝超自然的な力〟にただ支配されているだけでなく、その力にアプローチすることができるのです。これが運命を変える方法ということになります。

日本では、古くから神頼みということが行われています。現在でも、新年には日本中で、ほぼすべてと言っていいくらい多くのかたが初詣に出かけます。これは、〝超自然的な力〟である神様に対して、アプローチしていく1つの方法として昔から伝えられてきたことなのかもしれません。神社へのお参りは自分の運命を変える1つの手段として信じられているのです。

ただ、神社に行けば誰でも自分の運命を変えることができるといった単純なものではないでしょう。神社で神頼みをし、願いを叶えることができるか、運命を変えることができるかどうかも、サムスカーラの法則を理解すれば、おおよそ見当がつきます。サムスカーラの法則は、ダルマ（法）であり、言わば宇宙の法則、自然の法則なので、いろんな分野に応用が利くものです。

私たちは、自分の人生を、100％ではないとしても、ある程度はコントロールすることができるのです。そして、その重要な要素がサムスカーラなのです。

あなたの運命が決まる要因

運命は〝超自然的な力〟によって支配されているということを見てきました。そして、私たちは、その力に一方的に支配されているだけではなく、こちら側から働きかけ、運命を変えていくことができます。

そして、もしその方法を知らなければ、私たちの人生は運命に翻弄されたままになってしまいます。逆に、それを知ることにより、運命をコントロールし、自分の思い通りの人生を歩んでいくことができます。

人生において、私たちは日々さまざまな選択を行っています。そして、その1つ1つの選択と私たちの運命は密接に関係しているのです。運命とは、誰かが勝手に決めたものではなく、実際には日々私たちが自ら作り出しているものなのです。

運命が、誰かが勝手に作ったものであるとすれば、それを変えるにはそれを作った人に言わなければならないでしょう。そうすると、その人とは誰なのか？　神と呼ばれているものなのか？　私たち一般人には、この時点で、訳が分からなくなってしまいます。もし私たちの運命を神様が決めているのであれば、運命を変えるには、神様にお願いするしかありません。神頼みしか方法がないことになってしまいます。私たちの自力ではどうしようもないということです。

本当に効くかどうか分からない、その仕組みさえよく分からない、皆がよく行っているからという理由だけで、結局、神頼みしかなくなってしまいます。仏教の1つの宗派である浄土宗では、自力というより阿弥陀の力による他力により極楽浄土へ行くことができると考えています。誰もが念仏を唱えることにより、成仏できるということです。宗教は信仰であり、それが正しいか間違いかは関係ないのでしょう。信じるものは救われるというように、信じるか信じないかです。しかし、私には自分で納得できるものしか信じることはできません。実家が浄土宗であったとしても、なかなか素直に受け入れることは難しいものです。

私たちの多くは、運命とは実体の無い、超自然的な力、神様などによって作られていると考えているようです。したがって、神様や超自然的なよく分からないものと交信できる人や、そうしたものを操ることができる人を崇め、または恐れをいだいてしまいます。

インドの歴史の中では、バラモンと呼ばれる神と唯一交信できるグループが、非常に大きな力を持つ時代がありました。彼らは、神と直接コンタクトし、さまざまな願い事をかなえる力があると信じられていました。さらにエスカレートし、しまいには神を操ることができる、そして神をも超えた存在であるという方向へ進んでいきました。このことは特別不思議とは思いません。私たちの人生・運命が神様に握られているとすれば、神様に願いを聞いてもらうことができる、直接対話ができるとされるバラモンの力が巨大になるのは当たり前のことです。

現代においても、霊的な力のあるかた、超自然的な力を持つかたがテレビなどでもてはやされていた時があったのは皆さんもご存知でしょう。彼らはインドのバラモンと同じような方法で、一般の私たちをコントロールしていたと言えます。

さらに、いかにも怪しげな悪徳商法・霊感商法などで、多くのかたが騙されたというニュースを時々目にします。そのたびに、誰もが「なぜ騙されるのだろう?」といぶかしく思っているでしょう。しかし、それはあながち不思議なことではなく、私たちが自分自身の人生や運命に対して正しい理解を持たず、なんとなく暮らしているからです。もし、自分の人生を正しく理解しているのであれば、騙されることはありません。バラモンのようなイメージにより、心がコントロールされた結果、騙されてしまうのです。これは、誰にでも起こりえることです。

あなたの運命は他の何者かに決められているものではなく、まして神様が決めているものでもありません。それは、日々あなた自身が作り出しているものなのです。この違いは、信じられないくらい、非常に大きいものです。

「あなたの運命は日々あなたが自ら作っている！」

もし、運命、自分の人生は自分が作っているのだとしっかりと理解できれば、訳の分からない霊感商法まがいのものに引っかかることはまったくなくなるでしょう。占いなどに頼ることも少なくなるでしょう。

たとえ、霊能者と呼ばれている人（あるいは自称している人）から〝あなたには悪霊がついています〟と言われたとしても、「あっ、そうですか」とやり過ごすことができます。

霊能者に悪霊がついているといわれた時、実際にその霊能者が悪霊を見ていたとしても、それはその人の個人的な認識にすぎません。そんな訳の分からないことを言われても、あなた自身は気にする必要はないのです。もし、それを気にしてしまうと、こんどは本当に自分自身で悪霊を作ってしまいます。その霊能者の思う壺というわけです。

すべては、自分自身で作り出しているのです。そのことをしっかり理解することが必要です。そうすれば、あなたは自分の人生を自分自身のものとして取り戻すことができます。誰に遠慮することもありません。堂々と自分の人生を生きていけるのです。

占いなども、同様に分析できます。占いに行く時というのは、心が不安定です。他の人からの言葉に大きく影響を受けやすい精神状態なのです。したがって、そういう状態で占い師からいろいろ言われるとそのように信じてしまいます。そうして、実際に、自分で勝手にそう思い込み、そのような状況を自分で作るということになります。言わば、その占い師に洗脳されてしまうということです。もし悪意を持った占い師に当たってしまうと悲惨な目に遭うかもしれません。その人は、その占い師にコントロールされることになりますから。

占い師などにさまざまな決断を相談する人がいますが、さまざまな悪影響を受けるだけで、結局良いことはあまりないでしょう。言われたことを鵜呑みにして、それに向かって突進してしまうか、またはますます混乱してしまうかのどちらかです。結果はどちらも良いものにはなりません。もちろん、すべての占い師を否定しているわけではありません。占いによって救われるかたもいらっしゃるでしょう。しかし、結局は自分の問題は自分で解決するしか道はないのです。一時は救われた気持ちになったとしても、問題の根本は何も解決されていません。

あなたの運命は、日々あなたが決めています。そして、あなたの人生もあなたが作っているのです。この原則を理解することが大切です。占いなどに頼る必要はまったくありません。すべてあなた自身で決めることができます。幸せになるのも、不幸になるのもあなた自身の選択にかかっています。

あなたの運命の選択

「あなたは、日々の選択をあなた自身が行っていますか?」

もし、このような質問をされたなら、ほぼ間違いなく皆さんが「はい」と答えるでしょう。当たり前すぎて、答える気にもならないかもしれません。しかし、本当にそうでしょうか。

もし、運命というものが大きな力を持っているなら、私たちが日常的に行っている選択は、自分自身が行っているというより運命により決定されている、もしくは誘導されているということになります。自分自身で、さまざまな日々の決断を行っていると思い込んでいるだけで、実は、自動的に自分の意志とは関係なく選択をしているのかもしれません。さて、真実はどっち？

日常の生活の中では、さまざまな選択があります。「夕食には何を食べようか」などは日々の小さな選択でしょう。また、もし人生の転機にあり、転職すべきかどうかの岐路に立たされている時、それは大きな選択と言えるでしょう。このように、私たちは生まれてから死ぬまでさまざまな選択の機会に直面します。そして、それぞれの選択について、私たちは自分自身の意志で選択していると思っています。何らかの選択をする時、自分の意志が関係ないとは、まったく考えられないことです。

夢でも見ているなら別でしょうが、目覚めている時ですから、自分の意志でさまざまな選択を行っていると考えるのが一般的であり、正しいのでしょう。しかしながら、過去の出来事について考えてみると分かりますが、実際に自分自身で行ったと思われる選択について、なぜそのような決断をしたのかについて、明確に説明できることは少ないのではないでしょうか。自分の意志というよりも、なんとなくそういう選択をしたというケースが多々あります。

すでに述べましたが、私自身も〝なぜ転職をしたのか〟〝なぜ留学をしたのか〟という人生における大きな選択についてさえ、明確な理由はないと言えます。ただなんとなくそのような方向に流れていったという表現しかできません。まさに、自分の意志とは関係なく、流れていったという感覚なのです。皆さんは、過去の大きな選択で、なぜその選択を行ったかを明確に説明することはできますか？　後付けではなく、その時の気持ちで答えてみてください。あなた自身の意志なのか、もしくは、なんとなく流れで進んでいったのか、またはそのどちらでもなく、そうなっていったのか……。

例えば、あなたが大学受験でA校とB校、2つの学校に合格したとします。そして、どちらの大学へ進学するかはあなたが決めることができます。また、就職の時も同じです。複数の会社から内定を得た後、最終的に1つの会社に決める。その決定権はあなた自身にあります。

こうしてみてみると、私たちの人生は、自分自身で決めることができるように思われます。しかし、人生の大きな岐路、進学、就職、結婚などで何らかの決断を要する場合、果たしてあなた自身が決定できるのかどうか疑問が残ります。知らない間に、何らかの影響を受けていませんか。進学ならば、ただ単純に、より有名な大学を選んだり、就職ならばただ単純に、より大きな会社を選択したりするなどです。

新聞などで毎年、就職希望企業ランキングが発表されています。大学では、偏差値というものがあり、偏差値が高いほど良い大学というイメージがあります。首都圏では六大学というグループがあったり、関西では関関同立（関西学院大学、関西大学、同志社大学、立命館大学）というグループ名があったりなど、私たちはさまざまな情報に触れています。

東京大学と地方の名もない大学に合格した時、ほぼ１００％と言っていいくらいのかたが東京大学へ進学するのでしょう。

偏差値が高いから、日本で一番の大学と言われているから、就職に有利だから……、などど理由はたくさんあるでしょう。しかし、それらの理由が納得できるもの、正しいものかどうかはわかりません。

もし、そうであるとすれば、東京大学に行ったすべての人が幸せになるはずです。しかし、現実はそうではないでしょう。地方の名もない大学に進学している人の方がもしかしたら幸せな人生を送るかもしれません。どちらが良い悪いはありません。ここでのポイントは、私たちは知らない間にさまざまな影響を受けているという点です。私たちの心は非常に影響を受けやすいのです。

私たちは、日々さまざまな選択をしていますが、その選択をする時には、自分自身が明確に決定しているわけではないのです。さまざまな社会的な影響もあります。しかし、そうした社会的な影響よりも、もっと重要なものがあります。それが、あなたの決断に潜在的な影響を及ぼすサムスカーラの罠（力）なのです。

サムスカーラを理解しなければ、あなたが自分自身で良かれと思った選択が、逆に思わぬ方向へ進んでいくことがあるでしょう。その結果は、良い場合もありますし、悪い場合もあります。それがサムスカーラの罠なのです。

進学に関して、第1志望の大学に入学できたとしても、その後、思い通りの素晴らしい学生生活を過ごせるかどうかは分かりません。受験にことごとく失敗し、何とか受かったたった1つの大学に渋々入学した後、素晴らしい出来事がやってくるかもしれません。就職、結婚などに関しても同じようなことが言えます。

日々の1つ1つの選択はそれほど重要ではないかもしれません。運命のところで前述しましたが、すべてではないにしても、宿命として避けられないものがあります。あなたの人生にはどう転んでもそうなってしまうことがあります。どんなにもがいても、どんなに抵抗しても、どうしようもないことがあります。

しかし、サムスカーラを理解すれば、そのどうしようもない、避けては通れないことさえも最小限度にすることができます。したがって、決まっている運命（宿命）を楽しくやり過ごすことも可能なのです。

運命を決める2つの環境

運命と宿命について、ここまで見てきました。それでは、私たちの人生を構成している要素について考えてみます。私たちの人生は変更可能な運命と、変更が不可能な宿命という2つの要素により形作られています。そして、サムスカーラを理解することで、変更可能な運命はもちろんのこと、変更が不可能な、すでに先天的に決まっている宿命にさえ何らかの影響を与える方法を知ることができます。

そして、その運命と宿命にアプローチする時、このサムスカーラを理解し実践する時に、大切な考え方が私たちの内部環境と外部環境です。内部環境というのは、私たちの内側、心のことです。外部環境というのは、心を取りまく環境のことです。なぜ、内部と外部という2つに分けたかというと、サムスカーラを知る上で、より分かりやすくするためです。

内部環境である心と外部環境は、密接に関連しています。身体というのは、ここでは外部環境と考えます。身体は心ではないからです。「病は気から」という言葉がありますが、ご存知の通り、これは気持ちによって、病気が良くなったり悪くなったりするということです。あなたも実体験したことがあるかもしれません。心（気）と身体は密接に関係していますが、別のものなのです。

社内で重要なプレゼンテーションを翌日に控え、前夜遅くまでそれを検討し、睡眠不足で風邪を引いてしまった。しかし、風邪などと言っている場合ではなく、当日気合を入れてプレゼンに挑み、上手くやり遂げたというケースもあるでしょう。気持ち、心が身体に影響を及ぼすという1つの分かりやすい例です。

また逆に、精神的な悩みを抱え続けた結果、体の調子が悪くなるというのもよくあることです。心の健康は身体の健康であり、身体の健康は心の健康でもあります。

ヨーガでは、心と身体は同じものでできていると考えます。それらは、同じ1つのエネルギーであり、違いはというと、その現れ方が異なっているだけなのです。心は共通する1つのエネルギーの微細な表れであり、一方、身体はその同じエネルギーの粗大な表れなのです。心は非常に微細なので、私たちはそれをとらえることが難しく、逆に身体は粗大なので、触れることも感じることも比較的容易にできます。心と身体は、根本的に同じだからこそお互いに影響し合えるのです。もし、2つがまったく違ったものであれば、身体をいくら動かしても気持ち良さを感じることはできないでしょう。ヨーガでは、さらに、心と身体の関係とともにプラーナ（生命エネルギー）の存在を考えます。ここでは、トピックが違いますので詳しくは述べませんが、プラーナの考えはヨーガ、特にハタヨガにとって非常に重要なトピックの1つです。

心が身体に影響を及ぼす、内部環境が外部環境に影響を及ぼすことと同様に、外部環境が内部環境へ影響を及ぼすことがあります。

身体を外部環境として考えてみましょう。例えば、身体の姿勢についてですが、これは心に影響を及ぼすわかりやすい例です。実際にやってみればすぐに分かります。

今すぐ、身体を猫背にして頭を下に向けてみてください。その時、あなたはどんな感じがしますか？　また逆に、今度は背骨をまっすぐにし、頭を上げて顎を少し引いてみてください。その時、先ほどと比べて、どのように感じましたか？　違った感じを受けたのではないでしょうか。

姿勢を正して歩くと、なぜか気分まで良くなります。逆に、猫背で下を向いて歩いていると気持ちまで暗くなってしまいます。実際にやってみれば、はっきりとその違いが分かると思います。明らかに、身体、外部環境が、心、内部環境に影響を及ぼしています。

身体だけでなく、例えば服装やジュエリーなどの装飾品を変えるだけで気分も変わるということを、皆さんは日常的に経験しているでしょう。女性なら美容室へ行き、ヘアスタイルを変えて気分をリフレッシュするなどは、よく行っています。

さらに、服装や髪型だけでなく、自分が住んでいる部屋であったり、また旅行に出かけたりなどなど、外部環境を変えることで私たちの心に影響を及ぼすことができます。

部屋に花を飾るだけで何だか気分が良くなります。部屋を綺麗に片付けると気持ちがスッキリします。私たちは毎日当たり前のように、心と身体、内部環境と外部環境のつながりを利用しています。サムスカーラは、内部環境である心と密接に関連しているのです。したがって、外部環境を変えるということは、サムスカーラへアプローチするより簡単な手段になります。

ヨーガとサムスカーラ

ヨーガとは本来、現在広く一般に行われているような、身体を動かすアーサナと言われるさまざまなポーズにより健康になることを目的としたものではありません。また、多くのかたが誤解しているかもしれませんが、美容のため、健康のためにやるものでもありません。ただし、ヨーガは健康や美容に良いというのは、間違ってはいません。健康や美容というのは、本来のヨーガからすれば当たり前と言えるもので、それを目指しているわけではありません。本来のヨーガは、健康でなければできないものなのです。

ヨーガはご存知のとおり、インドで発展してきたものです。欧米のかたが、インドでヨーガに触れ、それを母国へ持ち帰り広まっていきました。日本へも、欧米経由で入ってきたヨーガが一般に広まっています。そこでは、ヨーガ本来のものではなく、一般受けの良い、アーサナ（ポーズ）を中心としたものがよく行われています。その結果、ヨーガ＝ポーズの図式ができ上がってしまったようです。

これは、近年の資本主義、商業主義の社会では、残念ながら、仕方のないことでしょう。ヨーガの本質的、哲学的な部分は一般の人には分かりにくく、実は非常に有益なのですが、普及させるには困難だったのでしょう。結果として、アーサナ（ポーズ）をヨーガとして美容や健康と結びつけた分かりやすいものが世界へと広がっていったのです。もし、ヨーガのアーサナ（ポーズ）がなければ、同じくインドを起源とする仏教と同じように、これほど一般のかたまで浸透することはなかったのかもしれません。

ヨーガのアーサナ（ポーズ）は、現代の健康志向にもマッチし、さまざまなエクササイズ的ヨーガとして普及しているのが現状です。したがって、あなたはヨーガをやっていると思っているかもしれませんが、実は、ヨーガの一部分であるアーサナ（ポーズ）を行っているだけなのかもしれません。ヨーガという名前がついた教室へ行けばヨーガをやっていると思うのは、勘違いなのです。ヨーガという名前がついているだけの、単なるエクササイズということも大いに考えられます。

さらにそのアーサナについても、本来のヨーガの考えからすると、とてもアーサナとは呼べないものも存在し、結局はただの流行のエクササイズでしかない場合が多いのです。

本来のヨーガは、心へアプローチしていくものです。ヨーガとはアーサナと呼ばれるさまざまなポーズが主である、と考えているかたが多くいらっしゃいますが、実際は、ヨーガとはアーサナ（ポーズ）というよりメディテーション（瞑想）と考えたほうが正しいものです。

したがって面白いことに、ヨーガと名のつく教室やスタジオに通っているかたよりも、禅道場などに通い日々瞑想を実践しているかたのほうが、本来のヨーガを行っていると言えるでしょう。

ヨーガでは、アーサナと呼ばれるポーズだけでなく、呼吸を使ってプラーナという生命エネルギーを制御するプラーナーヤーマ、さらにマントラや瞑想法など、さまざまな技術がありますす。そして、これらの多種多様な技術は、心という掴みどころがないものへ、上手くアプローチするための方法であるということができます。そして、多くのかたがヨーガだと思っているアーサナ（ポーズ）は、誰もが比較的はじめやすいので、本来のヨーガの入り口という位置づけになります。したがって、何年もヨーガをやっているかたでも、実は、その入り口をぐるぐる回っているだけで、ちっとも先へ進んでいないのかもしれません。いくら身体が柔らかくなっても、いくらさまざまなポーズができるようになっても、それは何の意味もありません。ヨーガをやっているとは言えないのです。

ポーズばかりをやっていると、心へアプローチするどころか、身体（ポーズ）への執着が増していきます。1つのポーズをやると、もっと別のポーズ、もっと完璧な形を目指していく……。アーサナを行うのは、別に悪いことではありません。しかしその前に、ヨーガにおけるアーサナとは何なのかを考えなければなりません。エクササイズ的な考えでいくらアーサナを行っても、残念ながら、ヨーガをやっているどころか、それとは逆の方向へと気づかずに進んでしまっているのです。

心へアプローチする最も簡単な方法が、誰にでもできる身体を使うこと（アーサナ）です。したがって、ヨーガで最初にアーサナを学ぶことは間違っていません。ただし、アーサナがヨーガだと思ってしまうとそれでおしまいなのです。アーサナは、ヨーガの入り口です。アーサナで留まらず、その先へ進んでいかなければなりません。これはすでに見てきた、外部環境によって内部環境、心へ影響を与える方法そのものです。

ヨーガでは、まずは身体を使うアーサナ（ポーズ）を行うことで、自分自身の身体をコントロールしようとします。そして、身体がある程度制御できるようになれば、呼吸を使いプラーナという生命エネルギーをコントロールしようとします。最終的に、身体とプラーナをある程度制御できるようになれば、心へ直接アプローチするメディテーション（瞑想）を比較的簡単に集中して行うことができるようになるのです。そして、ヨーガの目的は、美容や健康ではなく、心の制御と言うことができます。心の制御と簡単に書きましたが、これはすごいことなのです。ヨーガを学べば学ぶほど、実践すればするほど、このすごさが分かってきます。実際、もしあなたが心をコントロールすることができたなら、あなたは何もかもをコントロールすることができます。あなたの人生は、まさしく思うがままということなのです！

本来のヨーガを行うことで、美しくもなり健康にもなっていきます。そして、そこでのポイントは自然にそれを達成できるという点なのです。健康になるため、美容によいからという理由でヨーガをやる場合と、本来のヨーガを目指し、自然に健康になる、美しくなるというのは、計り知れないくらい大きな違いがあります。自然の美しさにかなうものはありません。本来のヨーガにより、自然に美しくなります。自然に健康になります。それらを意図していないので、心も汚れがないのです。これこそが私が主宰している「超美人ヨガ（Ananda Yoga）」で実践していることです。

本来のヨーガの実践面を、3つの部分に分けて説明しました。まずは身体をコントロールするアーサナ（ポーズ）から始まり、次に、プラーナ（生命エネルギー）をコントロールする目的で、呼吸を使うプラーナーヤーマ、そして最後に心を直接的にコントロールしようとするメディテーション（瞑想）です。

この3つはヨーガの実践部分として非常に大切ですが、ヨーガの最も重要な聖典であるパタンジャリの「ヨーガ・スートラ」では、さらに詳しくヨーガの8つのプロセス（8支則）としてまとめてあります。非常に実用的、実践的な項目で、ヨーガを実践するものには必須であるだけでなく、一般の人にも非常に参考になるものなので、以下、簡単にご紹介します。

1. Yama（ヤマ）
2. Niyama（ニヤマ）
3. Asana（アーサナ）
4. Pranayama（プラーナーヤーマ）
5. Pratyahara（プラチャーハーラー）
6. Dharana（ダーラーナー）
7. Dyana（ディヤーナー）
8. Samadhi（サマーディー）

1番目のヤマと2番目のニヤマについては、日本語では禁戒、勧戒といった訳があてはまります。そして、それぞれに10の項目があります。日本語の訳から、どういうことかおおよその想像はできると思いますが、これは、身体を使うアーサナや、呼吸を使うプラーナーヤーマなどの技術とは違い、私たちの日常生活における道徳的なことを表しています。

ヤマ、ニヤマというのは、ヨーガにあまりなじみが無いかたにとっては意外なものかもしれません。ヨーガでは、身体を使うさまざまなアーサナ（ポーズ）よりも、まずは日常的な生活に重点を置いているのです。したがって、本来のヨーガを行うことは、一般的なエクササイズとはまったく違ったもので私たちの生活全般と密接に関連しているのです。

アーサナ（ポーズ）を行う前に、なぜ日常生活のことを考える必要があるのでしょうか。これは、ヨーガの非常に深い、面白いところでもあります。パタンジャリは「ヨーガ・スートラ」の中で、アーサナとは、ゆったりしており、しっかりしていることであると述べています。これは、言わば、さまざまなアーサナを行う時に、ゆったりリラックスしていることと、しっかりした安定性の2つが両立しているべきだということです。そして、これらは身体のことを言っているだけでなく、メンタルな面でも同様に重要なことなのです。

アーサナ（ポーズ）を行う時には、心身共にリラックスしており、そして安定していなければならないのです。これは簡単そうですが、意識的にやろうとすると実は非常に難しいものです。

通常のヨガ教室やヨガスタジオなどに通えば、さまざまなアーサナを行う機会があります。次から次へといろんなポーズをとっていると、ヨーガをやっているような気持ちになるかもしれません。しかし、もしそれぞれのアーサナを、ただなんとなくポーズをとっているだけでは、それはアーサナではありません。それは、言わばエクササイズヨーガ、またヨガ風エクササイズでしかありません。前述した、ゆったり、そしてしっかり（心身両面）としたアーサナが確立されて初めて、アーサナと言えるのです。

日本全国、世界中、いろんなところでヨーガが行われていますが、本当の意味でのヨーガを行っているところというのはごくわずかなのかもしれません。そして、本来のヨーガのアーサナのために必要な心身両面におけるリラックスと安定性を作るのは、誰でもできそうな簡単なアーサナにしても結構難しいものなのです。

いきなりアーサナをやろうとしても、上手くいかないのが普通です。多くのかたは、ヨーガをやっているつもりになっているだけです。したがって、パタンジャリのヨーガ8支則では、アーサナの前に、日常生活の中でも心身共にリラックスし安定するため、ヤマ・ニヤマというさまざまな戒律のようなものを設定しています。さらにこれらは、ただ単にアーサナの準備としてではなく、その後に続くプラーナーヤーマやメディテーションにとっても非常に大切なものです。

ヨーガの8つのプロセスにおいて、ヤマ・ニヤマは、一般に私たちがヨーガでよく行うアーサナ（ポーズ）の前に置かれており、ヨーガの基本として非常に重要なものであることが分かります。仏教には八正道というものがありますが、それと同じようなものと考えていただければ分かりやすいでしょう。実際に、ヤマ・ニヤマの中には、八正道の項目とまったく同じものもいくつか含まれています。

余談になりますが、私がインドでヨーガの修行を行っている時のテーマの1つがヨーガと仏教の比較でした。なぜこのテーマに興味を持ったかというと、ヨーガと仏教が非常に似ているからです。

ヨーガも仏教もその起源がインドであることは誰もが知っていることですが、内容については違ったものであるという認識が通常でしょう。私もそのように考えていました。しかし、ヨーガを学べば学ぶほど、そして仏教、大乗仏教ではなく、原始仏教を学べば学ぶほど、お互いの類似性を強く感じたのです。

その理由の1つとして、ヨーガの父と呼ばれているパタンジャリとお釈迦様は、大きく考えると近い時代の人物であると言うことができます。パタンジャリは、今から約2000年前の人と考えられています。そして、お釈迦さまがインドで生きていたのは、今から約2500年前です。そうすると、パタンジャリが実際に存在し、ヨーガの最も重要な聖典である「ヨーガ・スートラ」をまとめた時期というのが、お釈迦さまが亡くなられてから数百年後なのです。

仏教は現在のインドではほとんど残っていませんが、パタンジャリの時代には、その影響力がまだ強く残っていたことは容易に想像できます。そうすると、パタンジャリのヨーガの8支則のヤマ・ニヤマの教えの多くが、お釈迦さまの教えと共通するというのは不思議ではありません。

さらに、パタンジャリはヨーガ・スートラを自分で創造したのでなく、それまでにあったさまざまな思想や行法などをヨーガとして初めてまとめた人物なのです。その功績により、現在ではヨーガの父と呼ばれています。そうだとすれば、パタンジャリはその当時、ヨーガのルーツとなるさまざまな考えや行法とともに、仏教の思想・哲学を参考にし、そのすべてではないとしても、ヨーガの中にそれらを取り入れていったと考えることができます。

仏教という日本人には比較的なじみがあるものと、ヨーガという現在では一般的に美容・健康のために広まっているものが、その基礎を作った人が近い時代に存在していたとは、とても不思議であり、また必然でもあるようで興味が尽きません。

仏教に興味がある若い女性は少ないでしょうが、ヨーガに興味のあるかたは多くいます。彼女たちは、ヨーガをやっているつもりでも、実は仏教をやっているとしたら、どう思うのでしょうか。ファッション的にやっている人であれば、やめてしまうかもしれませんね。ヨーガが広まるには、かっこよさや健康・美容といった点は欠かせませんが、その代償として、現在のヨーガは本質から離れてしまっているのです。その本質は、お釈迦様の教えとそれほど大きな違いはありません。

パタンジャリは、「ヨーガ・スートラ」の冒頭部分で、「ヨーガとは心の作用を止滅することである」と明記しています。この1つのフレーズがヨーガのすべてと言っていいくらい大切なものです。そして、この言葉は、この本のトピックである、サムスカーラと密接に関係しています。

ヨーガは、まずは身体、次にプラーナ（生命エネルギー）、そして心をコントロールしていくといったように段階的なアプローチを提唱しています。これは、いきなり瞑想を行う座禅などよりも、誰でも始めやすいようにと考えられたものです。そして、ヨーガの最初の段階であるさまざまなアーサナ（ポーズ）は、本来のヨーガの入り口であるとともに、サムスカーラへの出発点と言うことができます。

心、そしてサムスカーラというのは、私たちには見ることも触ることもできない不可解なものです。それに直接アプローチすることは非常に難しいものです。したがって、まずは私たちに比較的なじみがあり、制御しやすい外部環境（身体など）を使っていくというのがヨーガの考えにフィットします。心、そしてサムスカーラへの出発点は私たちの身体（外部環境）にあります。

第3章　あなたの運命を好転させる

これまで、サムスカーラについて直接説明をせず、それに関連したことについてみてきました。サムスカーラの考え方というのは、私たち一般の者にとってはなじみがなく、いきなりその本題に入るとかなり唐突で、混乱してしまうと思ったからです。

これまでの話は、言わば、準備段階と考えていただければよいでしょう。いきなりアクセル全開で走っても、そう長くは続きません。まずはゆっくり慣らしながら走り、徐々にスピードを上げていく、そうした方法が結果として、より快適に、目的地へとたどり着ける方法なのです。

それではここからいよいよ、私たちの人生を左右するサムスカーラとは一体何かについて明らかにしていきます。心の準備はよろしいでしょうか。

その前に1つ注意ですが、本書は学術書でもなければ専門書でもなく、一般のかた向けに書かれたものであり、目的としては、本書を読んで、実際に皆さんの人生におおいに役立てていただく、または楽しんでいただくために書かれています。

したがって、ここではサムスカーラという言葉を、それに関連する内容を含み、大きく解釈して使っています。サムスカーラではなく、サンスカーラとしている文献もあります。ヨーガ哲学や仏教での言葉と若干ニュアンスが異なる点があるかもしれませんが、その点はご了承ください。それでも、その本質はしっかり学ぶことができますのでご安心ください。さらに、学術書と違い、できるだけ分かりやすく書いていますので、すぐにでも使える実用的な内容になっています。

心とサムスカーラ

本書のタイトルでもあるように、サムスカーラは私たちの運命を決める決定因子です。そして、それはすでに見てきたように、私たちの心と密接に関連しています。したがって、サムスカーラを理解するには、まず心というものを理解する必要があります。

皆さんにぜひ考えていただきたいのですが、

「心とは、そもそも一体何なのでしょうか？」

これに明確に答えられる人はそう多くはないでしょう。

また、心というのは当たり前すぎて、誰も改めてそれが何なのかと考えたことなどないかもしれません。

実際に心というものを考えてみると、考えれば考えるほどよく分からなくなってしまいます。日常的に心という言葉は使いますが、その定義はとなると不明瞭です。心とは何なのかを、はっきり理解して使っている人はほとんどいないでしょう。その時々、状況によって使い分けているというのが実情です。

心が強い、心が弱い、心が泣いている、心が喜んでいる、心が軽い、心持ちが悪い……。心を使った言葉は数多くありますが、そもそも心とはいったい何なのか？

全米ヨガアライアンス認定である「超美人ヨガ（Ananda Yoga）」インストラクター養成講座で、最初に学ぶ最も重要なトピックが、「ヨーガとは何か？」であり、さらに「心とは何か？」なのです。

私どものヨガインストラクター養成講座を受講する皆さんは、この2つのトピックについて最初に考えなければなりません。非常に根本的な問いであり、なかなか簡単には答えは出てきません。多くのかたは、脳に汗をかくくらい頭を悩ませることになります。

特に、「心とは何か?」については、考えても考えてもなかなか答えが出るものではありません。心とは、目に見えるものではなく、また音として聞けるものでもない、捉えどころのないものですから。日常的に、心という言葉を私たちは使っていますが、実際それが何なのかはよく理解していないようです。心は大切であると誰もが理解していますが、実際問題として、それが何かをよく分かっていないとは不思議なことですね。

「超美人ヨガ(Ananda Yoga)」のインストラクター養成講座では、心についてみんなで話し、理解していくにつれ、ヨーガとは何かが分かるようになります。逆に、心とは何かが分からなければ、ヨーガが何かを理解することができないのです。心とは、それほどヨーガにとって大切なものなのです。さらに、心を理解することで、私たちの人生とは何かが見えてくるのです。ヨーガを学ぶことは、心を学ぶことであり、そして人生を学ぶことでもあります。ヨーガを学ぶこと、そして心を学ぶことは、人生の〝真実〟を学ぶと言うことができます。

私どものヨガインストラクター養成講座は、ヨーガの指導者を養成するものであると同時に、本来の自分を発見するプログラムと言うことができます。そして、本書で扱っているサムスカーラは、ヨーガを理解する上での1つのキーワードでもあり、インストラクター養成講座でも、しっかりと学んでいくことになります。

心とは？

私自身も、ヨーガやお釈迦さまの教えを学ぶまでは、心について、漠然と捉えているだけで、真剣に考えたことはほとんどありませんでした。そして、ヨーガ哲学などを専門的に学びはじめてからも、心というものについて、なかなかその答えにたどり着くことはできませんでした。

私はインドを訪れ、ヨーガのふるさとと呼ばれるリシケシでヨガの修行を続けてきましたが、心について明確に説明を受けることはできなかったのです。しかし、心を理解できなければ、ヨーガとはいったい何なのかを理解することはできません。また、私たち自身や人生についてなど、本質的な部分を理解することはできないのです。

心は、私たちにとって最も重要なものです。その一方で非常に捉えにくく、つかみにくいものなのです。また、それを解釈する立場によっても違い、いろんなかたがいろんなことを言い、さまざまといった具合です。

仏教では、心を心王《しんのう》と心所《しんじょ》との2つに分けて表しています。心王という心の中心部分があり、それとともに働くさまざまな心の作用を心所としています。日本でも数多くの著書を持つテーラワーダ仏教の長老であるスマナサーラさんは、心を水に例えて説明されています。

たとえば、私たちの日常生活を見回すと、さまざまな飲み物があります。水道水、ミネラルウォーター、ジュース類、ビール、日本酒、焼酎にワインなどのアルコール類などなど。それらは、実際には水ではありません。それらは、純粋な水に何らかの物質が混ざったものなのです。

水道水やミネラルウォーターにしても、それは純粋な水（H_2O）ではなく、純粋な水にミネラルなどが混ざってできているものです。

同じように、心は、心王にいろんな種類の心所が混ざってできているというわけです。ですから、どんな心所が混ざっているかによって、心が変わるのです。純粋な水に、ミネラルが混ざればミネラルウォーターになり、アルコールが混ざればビールやお酒などになり、果汁が混ざればジュースになるなどの例と同じように考えることができます。

心について、もう1つ別の考え方を示しておきます。ヨーガの父と呼ばれているパタンジャリ、そしてお釈迦さまも同じようなことをおっしゃっています。それは、私たちの認識と密接に関連しています。

私たちは普段、意識的にも無意識にも、さまざまなものを認識しています。どういった認識をしているかというと、例えば「何かおいしそうな匂いがしてきたな〜」といったことです。それ以外にも、「おっ、前からすごい美人が歩いてきた」といったことであったり、「身体がなんだかだるいな〜」であったり、「いいメロディの音楽だな〜」や「このハンバーグ、むちゃくちゃうまい！」、さらに「なぜかあの人は好きになれないな〜」などなどです。日常的に、私たちはさまざまなたくさんの認識をしながら生きていると言えます。

これらは、まとめると〝見る〟〝聞く〟〝臭いをかぐ〟〝味わう〟〝感じる〟という五感と言われているものと、〝思う、考える〟といった意識の部分を含めた6つの認識です。そして、これが非常に大切な部分なのですが、何かを見た時には、心が働いているのです。何かを聞いた時にも心が作用しています。何かを感じた時も、それは心なのです。

心はどこにあるかと、指差すとすれば、心臓のあたりを指すかたが多いと思いますが、認識がいろんなところで起こることを考えると、心は全身にあると言ってもいいかもしれません。

私たちは、お母さんのお腹から生まれた瞬間から、外の世界のさまざまな刺激を受け、それによりいろんな認識をしていきます。生まれた時に行う最初の認識の結果が〝おぎゃー〟という反応になるのでしょう。〝おぎゃー〟からはじまり、私たちは死ぬまでに、どれほどの認識と反応を繰り返していくのでしょうか。

こうした事実から考えてみると、人生とは、簡単に言えば、刺激、認識、反応の3つの繰り返しということができます。簡略化しすぎかもしれませんが、簡単にすると、本質がよく見えてくるのも事実です。ですから、この世の中で行われているのは、この刺激、認識、反応の3つだけなのです。そして、心というのは、この3つに密接に関連しています。結局、私たちの人生の中心は心なのです。

こうしてみると、私たちは常に心を動かし続けているということです。それも、意識的というよりも、無意識に心が動いていると言った方がいいようです。なぜなら、心の動きを私たちが完全に把握しているかと言えばまったくそうではないからです。事実はその逆で、私たちは心の動きがまったく分かっていないと言ったほうがよいでしょう。

心は勝手に動いているのです。言い換えると、私たちは勝手に認識しているのです。これが心の非常に厄介な特徴の1つです。心を考える時、この事実を見逃すことはできません。

サムスカーラはこの心と密接に関連しているとすでに述べました。そして、この心の厄介な特徴は、サムスカーラとも共通する部分であり、非常に重要なものなので記憶に留めておいてください。

心について考えると、いろんなことが見えてきます。人生とは心であると述べましたが、そのことからも分かります。もし、あなたが人生の迷路にはまり込んでいるなら、外の世界に目を向けるのではなく、静かに内に向かってください。あなたの心に耳を澄ませてください。即効性は残念ながらあまり期待できませんが、必ずその迷路から抜け出すことができます。すべての答えは外ではなく、あなた自身の内に、心にすでにあります。

本書でもすでに述べましたが、知らない間に私たちの心の中に、何らかの意図が押し込まれているかもしれません。ある人はそれを洗脳と呼ぶのでしょう。そして、またある人はそれを教育と呼ぶかもしれません。私たちは知らない間に、自動的に、自分の意志とは関係なく、誰かによって決められた道を歩いているのかもしれません。なぜそんなことが起こるかというと、心があなたの意図とはまったく関係なく、勝手に動く性質を持っているからなのです。

これを聞いて、多くのかたはそんなことはないと異議を唱えるかもしれません。自分はしっかりと心を把握している。見たり、聞いたり、味わったりと、そういう感覚をしっかり理解していると言うかもしれません。

しかし、もし私たちが心を、認識を完全にコントロールできているのであれば、私たちは決して失敗することはありません。心とは人生そのものであり、心の完全なコントロールは、人生の完全なコントロールを意味します。もしあなたが、本当に心をコントロールできているのであれば、あなたは自分の思い通りの人生を歩いているはずです。

さて、どうでしょう？

見たものを見たまま、聞いたものを聞いたまま、味わったなら味わったままに認識できるのなら、私たちは失敗しません、問題などまったくなくなります。悩むことも、苦しむことも無いのです。

世の中を見回してみると、そこかしこに問題が溢れ、また多くのかたがさまざまな悩みを抱えて暮らしているようです。自殺者が毎年３万人以上いるというのは、その１つの表れかもしれません。

断言できますが、心は勝手に動いており、私たちはそのことに気づいてさえいないのです。ですから、私たちは、知らない間に、勝手に不幸になってしまいます。

その原因さえもわからないまま……。

しかし、悲観的になる必要はありません。その原因を理解し、解決すれば、勝手に幸せになることもできます。

サムスカーラの罠

私たちがほとんど何も理解していない、この心のために、誰もがサムスカーラの罠に捕まってしまうのです。

「なぜ、私は幸せでないのか？」

「なぜ、生きるのが苦しいのか？」

「なぜ、将来に不安を感じるのか？」

以上のうち1つでも、思っているかたはサムスカーラの罠に捕らえられています。
そして、これらの問いには、すべて心というもので答えられます。
しかし、その重要な心について、あなたは何ひとつ理解していないのです。
そうすると、幸せを感じられない、生きるのが苦しい、不安や恐怖を感じる……。
これらは、当たり前と言うしかありません。

心というものは無防備なので、気をつけないとあなたが知らない間に、簡単に何かにコントロールされてしまいます。結果として、本当の自分の意志ではなく、本来の自分の望みとはまったく違ったことを行ってしまうこともあるのです。

しかし、本人はそれに気づいていません。それが、サムスカーラの罠です。
あなたはすでにサムスカーラの罠に捕まり身動きが取れない状態なのかもしれません。

もしそうだとしても心配はいりません。この後、サムスカーラをしっかりと学び、罠にかからないように、また罠から抜けだせるように、行動していけばよいのです。そして、自分の本当の人生を取り戻すのです。

それは、その気になれば誰でもすぐにできることです。そのために、まずサムスカーラの正体と心、そしてそれらに関連する項目をよく理解する必要があります。

あなたの運命を決めるサムスカーラ8つの段階

心とサムスカーラについて見てきました。私たちは日々、何かを認識して生きています。生きるとは、認識することと言ってよいかもしれません。1日中、瞬間瞬間、何らかの認識をしています。心は、意識的にそして無意識に、絶えず動いているのです。そして、心が動くたびに、何かを認識するたびに、私たちが外の世界から何らかの刺激を受け取るたびに、潜在的にある種のサムスカーラが作り出されます。

最初に、このことを理解しておいてください。サムスカーラを理解する基本中の基本です。数学で言えば、まず九九を覚えるようなものです。

〈サムスカーラの基本〉

・心が動くたびに、ある種のサムスカーラが生み出される。

・私たちが何かを感受するたびに、ある種のサムスカーラが作り出される。

・私たちが何らかの刺激を受け取るたびに、ある種のサムスカーラが生まれる。

心の認識がサムスカーラを生み出します。心がサムスカーラを作っていきます。これがサムスカーラの本質です。

サムスカーラの罠〈第1段階〉〝心からサムスカーラ〟

サムスカーラを理解するには、心との関連で見ていかなければなりません。第1段階として、心が動き、サムスカーラとなることをしっかり覚えておきましょう。

〈第1段階〉心（認識）↓サムスカーラ

認識が起こらなければ、心が動かなければ、サムスカーラを作り出すことはありません。サムスカーラは心によって作り出されるのです。そしてそれは、私たちの中に潜在的にどんどん溜まっていきます。

さらに、サムスカーラの罠を理解するために、ここで、先ほど心とサムスカーラの関連の項で述べた心の重要な特徴を思い出してください。

「心は、あなたの意志とは関係なく勝手に動くということです」

そうするとサムスカーラというのは、私たちの意志とは関係なく勝手に作り出されていくということになります。これはすごいことです。また、恐ろしいことでもあります。

私たちは、日々知らない間に、借金を積み上げているようなものです。

ある日突然、まったく借りた覚えもないのに、1千万円、いや1億円を請求されるかもしれません。その時に、「そんなの知らない」と言ってもどうしようもありません。あなたが知らない間に、借金が作り出されているのです。そして、その返済は、好むと好まざるとに関わらず、間違いなく現実としてやってくるのです。これは、サムスカーラの恐ろしいところでもあります。

笑い話であればいいのですが、これは現実に起こることなのです。

なにしろ私たちは自分が何も知らない間に、日々、毎時、毎分、毎秒、心が動き、それに伴って、ある種のサムスカーラを作り出し、潜在的に貯めこんでいるのです。毎秒、毎秒、借金を積み重ねているのと同じことです。

これが借金ではなく、貯金であれば、大きな問題にはならないでしょう。しかし、残念ながらほとんどのかたが作っていくサムスカーラはどちらかといえば借金と言ってよいものばかりなのです。

あなたは、知らない間に、サムスカーラの罠という大きな借金を抱えているのです。

いつその借金の返済を請求されるかは誰にも分かりません。しかし、必ずそれは請求されます。そして、どんなに抵抗しようが、必ずその支払いをしなければならないのです。どんなに逃げようとしても無駄なのです。さまざまな形で、あなたの人生にそれは現れてきます。最終的に、あなたはそれを受け入れるしかないのです。

さらに悪いことは、それを受け入れるのを拒むと、さらに大きな借金が作られていくことです。これだけは避けなければなりません。人生がどんどん悪い方向へと向かっていきます。後の章で詳しく見ていきますが、サムスカーラの罠から自由になる方法の1つは、それを拒むことではなく、受け入れるということなのです。逃げれば逃げるほど借金が膨らみます。下手な小細工は通用しません。たった1つの、そして最善の選択は、それを受け入れるということだけなのです。

受け入れられずに、逃げたり先延ばしにしたりするということは、実際の借り入れにもあることでしょう。借金を返すために、さらなる借金をするという泥沼状態です。これでは、最終的には自己破産しかありません。現実社会では、自己破産という形で借金はチャラになります。しかし、サムスカーラでの借金は、絶対に返さなければならないのです。残念ながら自己破産という方法はありません。さらに、たとえ死んだとしてもそれはなくならないのです。脅すわけではありませんが、これがサムスカーラの罠の最も恐ろしいところでもあります。したがって、受け入れるしかないのです。

〈サムスカーラの種類〉

心が動くたびに、ある種のサムスカーラが私たちの中に、自動的に作り出され溜まっていきます。人によって認識の仕方が違うように、人によって溜まっていくサムスカーラの種類も異なります。ある人は、幸せになるサムスカーラを日々貯めていき、ある人は不幸になるサムスカーラという借金をどんどん作り出していきます。

誰も不幸になるサムスカーラを作りたいとは思いませんが、その仕組みを理解しておかないと、知らない間に不幸になるサムスカーラを日々作り出し、実際に不幸になっていきます。

でも、本人はそんなことは知らないので、「なぜ私にはこんなに悪いことが起こるのか？」とか「なぜ私は幸せになれないのか？」など、その理由が分からず悶々として過ごすことになるのです。それはそうです。突然、家に借金取りが現れて、お金を返せと言われても、まったく借りた覚えがなければ、ただ困惑するばかりですよね。

私たちは意識的にも無意識にも何かを感受するたびに、その感受に対応したサムスカーラを作り出しています。そして、それらは毎日毎日知らない間に、どんどん溜まっていくのです。

認識にもいろんな種類がありますが、同じようにサムスカーラにもさまざまな種類があります。

弱い認識であれば、弱いサムスカーラが、強い認識には、強いサムスカーラがそれぞれ作り出されます。私たちの心の動きによって、それに対応するサムスカーラが生み出されていくということです。

認識の強弱は、いえば刺激の強弱と考えると分かりやすいかもしれません。刺激が大きいものであれば、それを受け取る時の感受も強いものになります。一方で、刺激が弱ければ、それに対応した弱い認識となります。

海外旅行へ出かけ、今までに見たことも無いようなものを見たりすれば、それは強い刺激となり、印象に残るでしょう。世界には、世界遺産と呼ばれるものが数多く存在していますが、私たちがそれらを訪れたとしたら、強いサムスカーラを作り出すのでしょう。

実際、私はインドで世界遺産の1つであるタージマハールを見に行きました。その時の感動は今でも忘れることができません。目を閉じればリアルに思い出されます。このあと何年経とうが、その時の印象は強く私の身体のどこかに刻み込まれ、決して無くなることはないでしょう。

一方で、毎日通いなれている道などであれば刺激が弱く、歩いていてもほとんど何の印象も残らないでしょう。さらに、同じ場所であっても、ある時、突然誰かに殴られたといった特別な出来事が起きたなら、それは心に強く印象付けられます。

認識の強弱について、さらに具体的に見ていきましょう。

例えば、友人とお茶でもしながら話をしている時にも、あなたはさまざまな認識をしています。友人と会った時、友人を見て「今日はすごく派手な服を着ている」と思ったり、一緒にケーキを食べた時に「すごくおいしい！」と思ったりします。

そして、会話を続けていて、友人からのちょっとした、何気ないひと言「最近太った？」という言葉を耳にし、実際最近太ったかも知れないと思っており、すごくショックを受けるかもしれません。

1時間程度の友人とのお茶の時間でも、あなたの心はさまざまに動き、さまざまなサムスカーラを作り出します。この中でも最もあなたに強く働いた認識が、最も強いサムスカーラとして潜在的に残っていきます。例えば、友人からの「最近太った？」という言葉に対して、もっとも強いサムスカーラを作り出すかもしれません。そうです。〝太ったというサムスカーラ〟です。あなたは今後、この〝太ったというサムスカーラ〟により人生をコントロールされていくかもしれません。これは大げさに言っているのではありません。それほど、私たちの心と密接に関係しているサムスカーラの力は侮《あなど》れないものなのです。

後日、同じ友人とまたお茶をする機会があった時、あなたはあまり良い感情が出てこないかもしれません。なぜなら、〝太ったというサムスカーラ〟がその友人と結び付けられて登場するからです。その友人に会えば、その時の感情をありありと思い出すかもしれません。昨日までは好意的に感じていた友人に対し、たった1つのサムスカーラによって、今日は嫌悪をいだいてしまいます。実際には、昨日の友人と今日の友人はまったく同じ人物なのですが……。これは、サムスカーラの罠の簡単な例です。

また、他の友人との会話でも、直接的に「太った？」とは言われないにしても、ダイエットの話であるとか、食べ過ぎた話であるとか、それに関連する話が出るたびに、あなたはドキッとするかもしれません。表面的には、あなたはそう思わないかもしれませんが、潜在的には、「太った？」という言葉を思い出して再びショックが蘇ってくるかもしれないのです。あなたの認識は〝太ったというサムスカーラ〟に影響を受けているのです。これがサムスカーラの特徴であり、私たちが陥ってしまう罠なのです。

〝太ったというサムスカーラ〟は、直接的に太ったという言葉を聞かなくても、それに関連した出来事により刺激され、突然現れることがあります。それにより、あなたは影響を受けるのです。1つのサムスカーラがさまざまなものを引き連れてやってきます。

その友人は別にあなたに対して何の悪意もなかったのでしょう。でも、あなたは勝手にその言葉に対してショックを受け、非常に強いサムスカーラを作り出します。もしかしたら、あなたは、以前にも友人から同じようなことを言われ、心が傷ついた経験をしていたのかもしれません。そういう経験が今回の認識にも影響を及ぼすということもあります。

ここでの1つのポイントは、その友人は、あなたとは何の関係もないということです。その友人が意図的にあなたにある種のサムスカーラを作らせるということはできないのです。あなたが、自分で作り出しているのです。そうです。あなたはあなた自身でそれを生み出しているのです。それによって、喜んだり悲しんだりすることになるのです。

確かにあなたは、友人からの言葉によってサムスカーラを作ったかもしれません。しかし、どのようなサムスカーラを生み出すかはあなた次第なのです。友人がどのような気持ちで言ったのかや、あなたにショックを与えるような言葉を発しようとしたかどうかなどは関係ありません。悪意を持った言葉であっても、何気ない言葉であっても、どのようなサムスカーラを作るかはあなた次第なのです。

私たちの認識は私たち自身が行うもので、他の誰も関与することができません。しかし気をつけないと、また、気づいていないと知らない間に、その認識をコントロールされているということもあります。

サムスカーラと心、認識、感受は1つのセットとして働きます。運命を決定づけるサムスカーラの罠から逃れるには、心、認識を自分自身でコントロールしていかなければならないのです。

私たちの運命を決めるサムスカーラについて、少しずつ理解していただいていると思います。私たちが何かを認識するたびに、心が働くごとに、それに対応したサムスカーラが作り出されます。ここまでが、サムスカーラの第1段階、基礎編と言ってよいものです。このままだと、まだ、なぜサムスカーラが私たちの人生を決定するような重要なものか今ひとつ納得できません。さらに次の段階に進んでいきましょう！

サムスカーラの罠〈第2段階〉〝サムスカーラから心〟

基礎編の次に大切になるのが、第2段階にあたる、サムスカーラと心の作用の関係です。私たちは日々何かを認識しています。瞬間瞬間に心が作用しています。そして、サムスカーラが潜在的に溜まっていきます。これは、すでに第1段階で見てきました。

それでは、サムスカーラは溜まっていくだけでしょうか。いいえ、それだけではありません。潜在的に溜まったサムスカーラは、今度は心に影響を与えるのです。そうです。たまりにたまったサムスカーラは、今度は私たちの認識に関与してくるのです。

私たちの心の借金は勝手に生じるだけでなく、さらに大きな借金を生み出していくのです。言わば、金利がついていくということです。100万円を借金して、100万円を返せば終わりということではなく、年10％の金利であるなら、1年後には100万円ではなく、100万円プラス金利10％分の10万円、合計110万円を支払わなければなりません。

1つのサムスカーラに金利がついて、さらに大きなサムスカーラになっていくのです。私たちは知らない間に借金を作り、知らない間にそれがどんどん膨らんでいっているのです。こんな恐ろしいことが誰の心にも起こっているとは……、誰も気づいてもいないのでしょう。まさしく、サムスカーラの罠に捕まった状態といえます。これでは、幸せになどなれるはずありません。

〈第2段階〉サムスカーラ→心（認識）

サムスカーラの罠〈第3段階〉〝サムスカーラの強化〟

心の作用によって作り出されたサムスカーラは、将来、逆に心の作用に影響を及ぼすことになります。例えば会社で、あなたは悪いことをしていないのに、なぜか上司に叱られたとしましょう。すると、あなたは「なぜ私が叱られないといけないのだ！」と〝怒りのサムスカーラ〟を作り出します。すると、その〝怒りのサムスカーラ〟が今度はあなたの認識に影響を与えることになります。

会社でその上司とすれ違っただけで、怒りが湧いたりするのです。上司のことを考えただけで怒りがこみ上げてくるのです。上司に叱られるまでは、そのようなことはありませんでした。上司への怒りのサムスカーラの罠によって、あなたはコントロールされているのです。そのサムスカーラが消えるまでは、好むと好まざるとに関わらず、あなたは影響を受け続けることになります。

そうすると、さらに悪いことに〝怒りのサムスカーラ〟がどんどん溜まり、強化されていきます。心の作用からサムスカーラへ、そしてサムスカーラから心の作用へという悪循環にはまっていくのです。

結果としてあなたは上司に関することだけでなく、ちょっとした何気ないことにも腹が立ち始めるかもしれません。そうです。サムスカーラが強化されていくと、それはあなたの性格と言ってよいほどのものになってしまうのです。サムスカーラはどんどん強化され、非常に強固なものとなるのです。何気ないあなたの認識が、サムスカーラの罠によってとんでもないことになってしまいます。

これが、サムスカーラの第3段階です。

〈第3段階〉心（認識）→サムスカーラの強化

サムスカーラの罠〈第4段階〉〝サムスカーラから習慣へ〟

誰もが1つくらいは、悪習と呼ばれるものを持っているでしょう。止めたいのに、ダメだと分かっているのに、止められない。これもサムスカーラと心の作用の関係から説明することができます。

タバコは、止めたいけど止められないものの代表格でしょう。

身体に悪いと分かっているのに、なぜ多くの人がタバコを吸うのでしょうか。現代は、健康志向の世の中になっており、また他人への害が叫ばれるタバコですから、喫煙者の多くはできれば止めたいと思っているのでしょう。ではなぜ、止めたくても止められないのか、冷静に考えるととても不思議ですよね。

タバコを止めるのは、非常に簡単なことです。ただタバコを吸わなければいいのです。実際にタバコを止めることに成功した人は、今度はタバコを見るのも嫌になってしまうようです。タバコを止めたくても止められなかった人が、見るのも嫌になる……。これはとても不思議です。

私たちは、日々さまざまな決断をしています。自分の意志で決断をしています。少なくとも自分の決断だと思っています。しかし、タバコの例でも分かるように、個人差はあるでしょうが、多かれ少なかれ誰もが止めたいけど止められないものがあります。

それなのに、果たして私たちは自分で決断を下していると言えるのでしょうか。私たちは、本当に自由なのでしょうか。止めたいのに止められないということは、自分で決断を下せていない証拠です。こんな不自由なことはありません。

タバコの例だと、タバコを止められない理由はいろいろあるでしょう。ストレス解消のためだとか、ニコチンが悪いのだと……。しかし、それは言い訳にすぎません。自分の意志で決定できるのなら、本当に私たちが自由ならば、止められるはずです。もし、私たちが自分自身を完全にコントロールできる、さまざまな決断を自分で下すことができるのなら、悪習などはすぐに止めることができるはずです。でも、実際にはほとんどのかたができていないのです。

ここで、サムスカーラと心の作用の点から、なぜ止めたいのに止められないのかを考えてみましょう。タバコの例では、最初に吸った時から、おいしいと思った人は少ないでしょう。初めて吸った時は苦いだけで、なぜたくさんの人がこんなまずい物を吸うのかと疑問に思ったのではないでしょうか。しかし、なんとなくカッコいいと思ってしまったり、周りの人が吸っていたりなどで、継続して吸っていくとだんだんと止められなくなっていきます。そして知らない間に、気がついたらタバコに火をつけるようになっているのかもしれません。こうなってしまうと、もう自分ではどうしようもありません。

最初にタバコを吸った時、その時の苦いという印象とともに〝タバコへの嫌悪のサムスカーラ〟ができます。しかし、それはまだごくごく弱いものです。したがって、その〝タバコへの嫌悪のサムスカーラ〟が心の作用に影響する力もごくわずかです。再度タバコを吸うという行為に対してのブレーキも弱く、結果としてまた吸ってしまうということが比較的容易に起こります。

もし、周りにタバコを吸う人がいなければ、たぶんタバコを試すこともなく結局吸わない人になっていたかもしれません。多くのかたは、周りにタバコを吸う人がいる状況や、好奇心が旺盛だったりすると、2度目3度目とタバコを吸うことになります。そして、だんだんと気分が良くなるようになり、止められなくなるのです。

そして、タバコを吸った時に嫌悪ではなく、それを渇望するサムスカーラが作り出されるようになります。そして、タバコを吸い続けると、最初にできた〝タバコへの嫌悪のサムスカーラ〟が〝タバコを渇望するサムスカーラ〟に圧倒されてしまいます。最後には、あなたの中では〝タバコを渇望するサムスカーラ〟が強化され、しっかりと残り、〝タバコへの嫌悪のサムスカーラ〟はどこかへ消えてなくなってしまうということになります。

そして、強化された〝タバコへの渇望のサムスカーラ〟は、ちょっとした刺激、タバコが吸える環境になればすぐに顔を出し、タバコを吸うという行為へあなたを追いやります。最後には、いつでもどこでも常にタバコを吸いたいと考えるようになってしまうのです。

いくら禁煙しようと思っても、あなたの中にしっかりと根付いてしまった〝タバコを渇望するサムスカーラ〟がある限り、あなたはタバコを吸い続けることになるでしょう。

ある期間はがんばって禁煙することができるかもしれません、しかし完全に禁煙するには、あなたの中にある〝タバコを渇望するサムスカーラ〟を消してしまわなければなりません。

タバコを心理的な観点から止めるというセラピーがあるようですが、それは根本的な解決にはならないかもしれません。なぜなら、それがサムスカーラという潜在的な面まで考慮して行われているのかどうかに疑問が残るからです。

タバコだけに限らず、どんなものでも最初はちょっとした好奇心だったかもしれません。しかし、それが結果として止めたくても止められない悪習へと変化していくのです。これは、第3段階で見てきたサムスカーラが強化されつづけた結果です。不思議であり、恐ろしいことです。これがサムスカーラの第4段階です。

〈第4段階〉サムスカーラの強化→習慣

サムスカーラの罠〈第5段階〉〝サムスカーラから人生へ〟

「人間は習慣の動物」とよく言われますが、習慣はサムスカーラによって作られます。したがって「人間はサムスカーラによって作られる動物」と言い換えることができます。分かりやすく言えば、「私たちの人生はサムスカーラによって決められる」ということです。サムスカーラとは、私たちの人生にとって非常に重要なもの、決定因子なのです。

ここまでくれば、サムスカーラというものが、私たちにとってどれほど重要なものなのか理解していただけたと思います。あなたが今までに、どのようなサムスカーラをどれくらい生み出してきたかによって、あなたの人生が決定づけられていくということです。

また、この事実の元をたどると、サムスカーラは心から生み出されるので、心というものに行き着きます。結果として、私たちの人生は心によって形作られるということです。

これがサムスカーラの第5段階であり、サムスカーラは私たちの人生を決定付ける非常に重要な因子なのです。

〈第5段階〉サムスカーラ→習慣→人生

サムスカーラの罠〈第6段階〉〝サムスカーラの罠を抜け出す〟

タバコを止めるには、〝タバコを渇望するサムスカーラ〟を消していくか、もしくは、それよりも強力なサムスカーラを作り出すしかありません。

例えば、もし1本でもタバコを吸えば確実に死ぬと分かっていたら、あなたはタバコを吸いますか？　ほとんどのかたが〝Ｎｏ〟と答えるでしょう。私たちのほとんどが死への恐怖という強力なサムスカーラを持っています。それは〝タバコを渇望するサムスカーラ〟よりも何倍も強いので、タバコを吸うという行為ではなく、タバコを吸わないという行為へあなたを導くのです。〝死のサムスカーラ〟が〝タバコを渇望するサムスカーラ〟を上回っているのです（第６段階）。

このように、あなたが消したいサムスカーラよりも強力なサムスカーラにより、それを消していく方法があります。しかしながら、これは、競争の原理でもあり、別のサムスカーラに依存していくことになり、あまりお勧めできません。

このサムスカーラと心の作用の関係を理解しておかないと、知らない間にあなたはさまざまな悪い性格、悪習を持ってしまうかもしれません。逆に、このサムスカーラの特徴を理解し、上手く利用することで、人生をより良い方向へ変えていくことができます。

サムスカーラは悪いものだけではありません。良いサムスカーラを生み出すことも、悪いものを作るのと同様に可能なのです。悪い習慣のもととなる悪いサムスカーラをなるべく作らないようにし、良い習慣のもととなる良いサムスカーラを多く作るようにすれば良いのです。そうすれば、自ずと人生が良い方向へと変わっていきます。無理することなく、自然に幸せになっていくのです。

〈第6段階〉サムスカーラ ↓ 習慣（変更）
→より強力なサムスカーラ

サムスカーラの罠〈第7段階〉〝サムスカーラの波及効果〟

サムスカーラの特徴の1つは、ある認識から生み出されたサムスカーラは、私たちの認識に影響を及ぼし、認識の仕方を決定づけていくということです。興味深いこと、また恐ろしいことと、それは、単純に1対1で働くものではないということです。

例えば、先ほどの例で〝怒りのサムスカーラ〟をどんどん強化していった結果、その直接の原因となった上司に関すること以外にも波及していくということです。最初の原因は、上司への怒りでしたが、それがどんどん積み重なっていくと、よりパワーアップし、上司以外、何に対しても怒りがこみ上げてくるのです。

あなたの周りにも、一人や二人は怒りっぽいかたがいると思います。「なぜそんなことで怒るのか?」と思ってしまうこともあるでしょう。その人は、自分で怒りたいと思っているのではありません。その人にとってはどうしようもないのです。非常に強固な怒りのサムスカーラができあがってしまっています。まさに、サムスカーラの罠にはまって自分ではどうしようもない状態になってしまっていると言えます。

最初から怒りっぽかったわけではないでしょう。ちょっとしたことで怒りを抱き、徐々に強化していったのです。かわいそうだと思うかもしれませんが、すべて自分で怒りを続けた結果なのです。誰のせいでもありません。実際に自分でサムスカーラを作り、自らそれを強化していったのです。

怒りのサムスカーラは、怒りのみならず、怒りに関連した悪い心の作用を作り出すこともあります。怒りのサムスカーラの蓄積によって、怒りに波動が似ている感情をも引き起こすことが容易になってしまいます。まさしく、どうしようもない悪循環です。ヘビースモーカーは、お酒もたくさん飲むかもしれません。いつも怒ってばかりいる人は、他人を助けるということはほとんど行わないかもしれません。

逆に言えば、良いサムスカーラを作っていけば、良い循環が生まれてくるということです。誰にでも親切にし、〝親切のサムスカーラ〟をどんどん強化していけば、勇気という心の作用が簡単に生み出せるかもしれません。このように、類は友を呼ぶではありませんが、サムスカーラはさまざまな類似の心の作用を生み出し、それらがさらに類似のサムスカーラを作り出していきます（第7段階）。

このシステムを理解し、上手く利用していけば、私たちは自分の思うように人生を変更し、幸せになることができます。逆に、これを理解せずなんとなく暮らしていると、知らない間に不幸の循環にはまり込み、どうしようもないことになってしまうかもしれません。

1つの例として、いつも悪い男に捕まるという女性がいますが、その人はこの不幸の循環にはまり込んだ典型と言えるかもしれません。

誰もが幸せになりたいと考えています。そして、誰をパートナーとして選ぶかは人生における大きな岐路と言ってよいものでしょう。もし、あなたが付き合っている男性が仕事もせず、ぶらぶらしているどうしようもない人（何がどうしようもないかは、ここでは問題にしません）であれば、すぐに別れればよいのでしょうが、なぜかなかなか別れられません。その原因は、あなた自身にあるのです。過去におけるあなたの心の作用によって生み出されたサムスカーラが影響を及ぼしていると言えます。

あなたは、その人とは別れたほうがいいと理屈の上では理解しています。しかし、別れられないのです。そこには恐怖があるのかもしれません。不安があるのかもしれません。寂しさがあるのかもしれません。いずれにしても、何らかのネガティブなサムスカーラが影響しているのは間違いありません。そして、もしその男性と別れることができたとしても、原因となるサムスカーラが消滅していなければ、それはその後も人生に影響を及ぼしていきます。そして、また同様のどうしようもない男性と付き合うことになるでしょう。サムスカーラからは誰も逃げることはできません。作ってしまったサムスカーラは、それが消えるまで私たちに影響力を及ぼしていきます。

〈第7段階〉

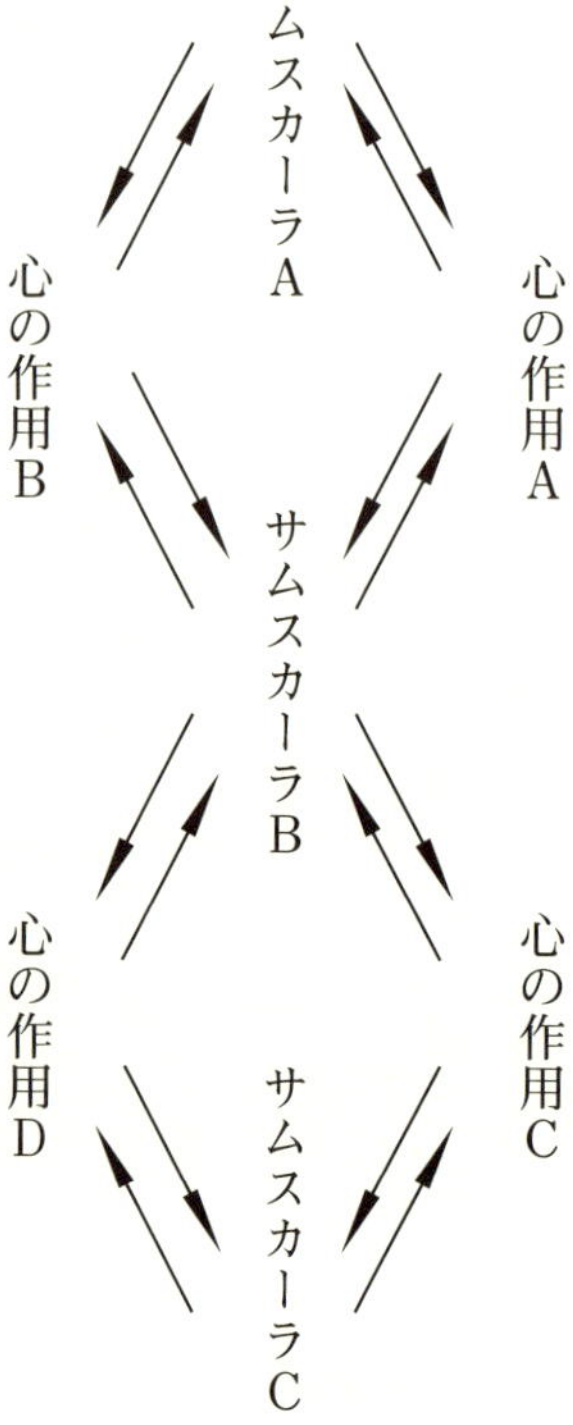

サムスカーラの罠〈第8段階〉〝運命決定〟

第5段階では、サムスカーラが強化され、それが習慣となり、そして私たちの人生を決めていくプロセスの話をしました。最後に、人生からさらに進めて、運命というレベルでサムスカーラの第1段階から第7段階までを念頭に置き、まとめてみましょう。

サムスカーラが私たちの人生、運命を決定づけるもともとの部分は、第1段階まで遡れば分かります。第1段階は、心（認識）からサムスカーラが作られるということでした。そして、心から生み出されたサムスカーラが強化され、結果として私たちの習慣といったレベルにまで達します。最終的には、それが私たちの人生を左右するものとなるのです。そうすると、私たちの運命は、結局、もとのもとである心という部分に集約されます。したがって、私たちの心が人生（運命）を決めると言うことができます。

そして、運命という点では、現在の心が重要であるのは言うまでもありませんが、それとともに、過去の自分の心も含めて考えなければならないでしょう。より大きく考えると、前世や前々世、さらにその前の心についてです。私たちの運命を決めているのは、過去の心の流れという点に行きつきます（第8段階）。

〈第8段階〉心の集積↓サムスカーラの集積↓運命

〈あなたの運命を決定するサムスカーラ8つの段階〉

① 心（認識）によって、サムスカーラが作られる。
② サムスカーラによって、心（認識）が作られる。
③ 同じ心（認識）によって、サムスカーラが強化される。
④ 強化されたサムスカーラから、習慣が生み出される。
⑤ サムスカーラによって生み出された習慣によって人生が決まる。
⑥ より強いサムスカーラは、より影響力が強い。
⑦ サムスカーラは類似のサムスカーラを連れてくる。
⑧ サムスカーラが運命を決める。

第4章　サムスカーラの罠から抜け出す！

第3章までは、サムスカーラによってどのように私たちの人生（運命）が決められるのかを見てきました。この章では、サムスカーラと私たちの運命について、さらに理解を深めていきます。そして、実際、私たちはどうすればよいのか、どうすれば本当の自由を掴み、運命に翻弄されることなく、自らの力で自らの人生を歩んでいけるのかをお話しします。

心の集積と運命

自分の運命を知るには、過去に自分自身がどのような心持ちで日々を暮らしてきたかを考えてみれば、ある程度判断できます。今現在の心の状態は、過去の心の集積と言ってよいものであり、同時に過去のサムスカーラの集積と言ってよいものです。

私たちは、サムスカーラから決して逃れることはできないという話をすでにしましたが、その理由がこの点にあります。過去の心の集積が現在の心を形作り、現在の心が未来の心を作っていきます。言い換えると、過去のサムスカーラの集積が現在のサムスカーラを生み出し、現在のサムスカーラの集積が未来のサムスカーラを作るのです。そして、それは永遠に続いていきます。

過去の心の作用は変えようがありません。過去に生み出されたサムスカーラは変えようがないのです。そうすると、それらの集積である現在というのはどうしようもないということになってしまいます。したがって、過去のサムスカーラからは逃れることができないのです。結論として、それらを受け入れるということになるのです。桜の種は必ず桜の花を咲かせます。梅の種は必ず梅の花を咲かせます。すでに蒔かれた種は必ずその花を咲かせます。私たちがすでに作ったサムスカーラは、必ずその花を咲かせます。それを私たちは拒否することはできないのです。桜の種を蒔いておきながら梅の花が咲くのを願っても、不可能なことなのです。

サムスカーラとあきらめ

私たちは、サムスカーラの罠からは、決して逃れることはできません。しっかりとそれを受け止めるしかないのです。特に、すでに作ってしまった強いサムスカーラについては、あきらめるしかありません。「覆水盆に返らず」と同じ考えです。一度こぼしてしまった水を元に戻すことができないのと同じように、すでに作ってしまったサムスカーラもどうすることもできないのです。あきらめるしかありません。

ここで言う〝あきらめる〟とは、日常的に私たちが使っているものとは若干ニュアンスが違います。一般的に、私たちは〝あきらめる〟という言葉を、どちらかというとネガティブな意味で使っていることが多いようです。

「好きな人ができたが、その人にはすでにつき合っている人がいるので、あきらめる」

「独立したいが、お金が無いので、あきらめる」

「海外旅行に行きたいが、休みが取れないので、あきらめる」

このように、自分では思うようにいかないこと、仕方がないのでという感じが一般的な〝あきらめる〟の使い方でしょう。

しかし、ここでいう〝あきらめる〟とは、〝明らかに見極める〟という意味です。状況を冷静に判断した上の決断なのです。したがって、そこにネガティブなニュアンスはありません。どちらかというと、前向きなあきらめです。世の中は、すべてが自分の思うとおりに進むわけではありません。思うとおりにならないことの方が多いでしょう。したがって、あきらめる、明らかに見極めるという態度は私たちの人生において非常に重要な考え方です。

「好きな人ができたが、すでに付き合っている人がいた。あきらめて、その人の幸せを願おう」
「独立したいが、必要なお金がない。今は、あきらめて、まずお金を貯めよう」
「海外旅行に行きたいが、休みが取れない。あきらめて、仕事に影響がでない短期間の旅行をしよう」

あなたの運命の鍵

心はサムスカーラをつくり、それが蓄積されていきます。あなたが知らない間に、このプロセスは続いていきます。雨が降って、それがやがて川となり、海へ流れていく、そして海から蒸発した水分が雲を作り、再び雨になる。こうした自然の1つのサイクルと同じように、心からサムスカーラというサイクルが続いていきます。

現在の心の状態に見合った運命があなたを待っています。日々、幸せな気持ちで過ごしていれば、今後も同じような幸せな運命になるでしょう。日々、欲望を満たすことだけで奔走しているなら、今後の運命も同じようになり、来世は人間界ではなく、餓鬼の世界に生まれ変わるかもしれません。懺悔することなく他人を傷つける日々を送っているなら、その後の運命も同様になり、地獄へ行くことになるかもしれません。

私たちは、時間の流れとして当たり前のように過去、現在、未来を考えています。しかし、実際に、過去や未来はあるのでしょうか。少し考えれば分かることですが、過去とは過ぎ去った現在であり、そして未来とはまだ来ていない現在なのです。結局、過去も未来もなく、すべてが現在なのです。私たちが経験できるのは現在しかありません。過去は現在の妄想です。そして、未来も同様に現在の妄想です。私たちはいかに多くの時間、そして大切なエネルギーを、あるはずのない過去、そして未来のために使っているかがわかります。それらはすべて妄想を妄想するようなもので、まったく意味はありません。現在、それがすべてです。すべては、今あなたの中にあるのです。

あなたの運命を知りたいなら、今の、現在の心の状態をしっかり確認してみてください。現在におけるあなたの心の状態が、過去の心、そして未来の心なのです。それがサムスカーラをつかむ鍵なのです。

「あなたの今の心があなたの人生・運命（過去、現在、未来）を決めるのです！」

サムスカーラと輪廻転生

サムスカーラをより深く理解する上で、輪廻転生という考え方が重要になります。輪廻転生とは、簡単に言えば生まれ変わりということです。これは、インドでは一般的な考え方であり、日本でもある程度受け入れられているのかもしれません。ただし、これは1つの考え方であり、信じる必要はまったくありません。最終的にはご自身で判断してください。

輪廻転生とは、あなたが死んだとしても、それですべてが終わりということではなく、また新たな人生を経験するために生まれてくるということです。それも、1度や2度ではなく、何回でも生まれ変わるのです。もし私たちが何回でも生まれ変わり、輪廻転生するのであれば、死に対する考えもまるっきり変わってきます。もはや死というものがあるのか無いのかさえ分からなくなります。

さらに、死に対する考え方が変わると生（生きる）に対する考え方もまた変わります。死と生とは2つで1つであり、分けることはできません。生があるから死があり、死があるから生があるのです。死を考えることは、生を考えることでもあります。

輪廻転生においては、生と死が1つになります。生と死というものが、毎晩寝て、朝になると起きるという、日常的に私たちが行っていることと変わらなくなります。死ぬことは、夜になれば寝ることと同じレベルの出来事であるということです。死を恐れることはなく、夜になれば眠りにつくように、死期がくれば死ねばよいのです。

一般的に、私たちは死というものを最も恐れていると言えます。すべての人は死にたくないと思っているでしょう。人間だけに限らず、すべての生き物は死なないように生きています。しかし、輪廻の考えでは、死というものの意味がまったく違ってきます。死というものを非常に怖がる私たちにとっては大きな意識の転換となります。死とは忌み嫌うものではなく、当たり前のことで、それを恐れる必要はなくなります。

ほとんどのかたが輪廻転生と聞くと、仏教などの宗教的な特別な話だと考えてしまうかもしれません。しかし、私たちの日常でも目をよく凝らしてみてみると、輪廻転生の考えを信じる日本人は意外と多いのかもしれません。

輪廻転生という言葉でなくても、私たちの死後について、死んでしまえばすべて何もなくなってしまうと考えている人は少数派でしょう。日本人の風習として、お盆にはお墓参りに行きます。そして、亡くなられたご先祖様の供養を行います。もし、死んでしまえばすべてが無というのであれば、なぜ私たちはお墓参りをするのでしょうか。亡くなってもおじいちゃん、おばあちゃんは、どこかで私たちを見守ってくれていると考えるのは、日本人にとってはごく当たり前のことでしょう。

誰かが亡くなった時などは「天国へ行って楽しく暮らしているよ」といったり、「いつも遠くから見守ってくれている」といったりすることがあります。また、家族など親しいかたが亡くなられた時に、まだすぐそばに、近くにいてくれているような感じを持つかたは多いでしょう。亡くなった後、火葬すれば身体という実体は無くなってしまいます（無くなるのではなく、肉体が骨や灰へと形が変わるといえますが）。私たちの目には見えなくなっても、何かその人の存在を感じることはあります。

私は、祖母が亡くなった時、そのような感じをいだきました。棺桶で目を閉じている祖母を見た時は、「あっ、もうこの身体に祖母はいない」と感じました。しかし、棺桶が安置されている葬儀場の会場にいるだけで、祖母が近くにいてこちらを眺めているのを感じることができました。その時、「やっぱり身体は死んでも、何かは死なずに残っていくのだ」と実感しました。これは、言わば肉体は死んでも、その人のエネルギーの流れは続いていくということです。私は祖母のエネルギーを感じていたのでしょう。

ヨーガでは、身体と心を同じ1つのエネルギーとして考えます。そうした点から私たちの死を考えてみると、確かに、身体は死に、無くなり、そのエネルギーは身体から消えていきます。その一方で、心の方はどうなるのでしょう？　私たちが考える死によって、心も死んでしまうのでしょうか。

私たちが実際に生きている時にも、身体と違い、心は見えないので、捉えようがありません。しかし、1つのエネルギーとして考えれば、身体は死んでも心のエネルギーは残ると考えることができます。心は身体と密接に関連してはいますが、それは身体に支配されているのではなく、身体が無くなったとしても一緒に無くなるというものではありません。私たちが一般に考える死とは、実際には肉体の死と考えてよいのかもしれません。心は死なないのです。心のエネルギーは無くなりません。

輪廻転生という言葉には拒否反応を示してしまう人でも、身体がなくなった後でも、何か魂のようなものは残っていくということに関しては、なんとなくそう考える人も少なくないでしょう。天気のいい日に散歩をすれば、太陽からのエネルギーを感じることができます。同じように、死後も心のエネルギーは残っており、それを感じることもできるのです。

輪廻転生、生まれ変わりについて興味深い話があります。それは「誰もが死を恐れている」ということです。なぜ私たちは死を恐れるのでしょうか。誰も死んだ経験など無いのに、不思議ですね。

死んでしまえば、それを恐れることはできません。それは、誰も経験していないことなのになぜ私たちは死をこれほど怖がるのかは謎です。1つの答えとして、「誰もが今までに死んだ経験があるから」ということです。皆が過去に死んだ経験を持っており、その記憶が私たちの根底に潜在的に残っているから死を恐れるのだという考えです。

この考えは、あながち嘘だと言うことはできません。サムスカーラから考えても結構納得できる話です。過去に死を経験した時に、すごく怖かったとします。するとその時、死ぬ間際に〝死の恐怖というサムスカーラ〟が生み出されます。そして、それが次の生に受け継がれます。その後、その受け継がれた〝死の恐怖というサムスカーラ〟が、例えば映画で誰かが殺されるシーンを見たり、実際に自分が死ぬことを考えたりした時に出てくるのです。逆に穏やかな死を迎えた人には〝死の恐怖というサムスカーラ〟は無いかもしれません。したがって、そういう人は死に対する恐怖心があまり無いのでしょう。

別の観点から見ると、私たちは映画やテレビなどで、さんざん死の恐怖を植えつけられていると考えることができます。映画やテレビを見ていると、完全に、死とは恐ろしいものであるという前提で描かれています。そしてそれを見た私たちは、そのことを知らない間に受け入れてしまっています。死＝恐怖、死＝悪という形で。

余命何ヶ月などというトピックの映画はよくあります。そこでは、死ぬことがとてもかわいそうなことである、とても不幸なことであるという前提で描かれています。映画なので、人々の関心や興味を引かなければならず、かなり大げさに描かれていたりしますが、ほとんどすべてが、死というものをネガティブに描いています。そして、私たちはそれに何の疑問も抱かず受け入れているようです。そうすると、映画やテレビの影響を実際の自分の状況と勘違いし、置き換えてしまい「死にたくない」「長生きしたい」「死ぬのは嫌だ」と考えてしまうのも不思議ではありません。死だけに限らず、同じようなことが数多くあります。冷静に、客観的に見ると、私たちは何を思い込んで、勘違いして生きているのだろうと事実が見えてきます。

「あなたは死なないのでしょうか？」

「死ぬことのない生き物は存在するのでしょうか？」

長く生きれば生きるほど幸せであるという考え方が定着しているようですが、実際にそう言えるか疑問が残ります。１００歳まで生きればそれが幸せと言えますか。もしそうであれば、できるだけ長生きするために生きているようです。

どれだけの期間生きるかはあまり意味がないかもしれません。たとえ1年、いや1日でもこの世に生まれて死んでいく、それだけでも意味があることなのではないでしょうか。１００歳まで生きたとしても、それだけで幸せとは限りません。長さは関係ありません。「いかに生きるか」が大切なのでしょう。

私の好きな言葉で、「太った豚より餓えたソクラテス」というのがあります。欲望まみれで汚れて何年も生きるより、正しいことをただ淡々と行い死んでいく、そうした生き方の方が私には望ましいのです。

死ということに関して、ここで、1つお釈迦さまの話を見ておきます。ある女性が、自分の産んだ子供を亡くし、気が狂わんばかりに嘆き悲しんでいました。そして、お釈迦様のところに相談に来たのです。それに対してお釈迦様は、その女性に亡くなった子供を生き返らせてあげると言いました。そして、1つの条件として、今までに死人を出したことがない家を探してくるように言いました。その女性は必死で家々を回り、死人を出したことがない家を探しました。しかし、結局そんな家は見つけることができませんでした。その女性はそのことに気づき、正気に戻りました。結局、誰もが死ぬのだということです。死なない人はいないのです。

さらに、死とは1つの概念であり、実際には存在しないと考えることができます。ですから死を怖がることはないのです。死という言葉を自分から無くし、さなぎが蝶に変わるように、変化と考えればいいのです。

「私たちは、死にません。変化していくだけです」

輪廻転生があるかどうかというのは、この本の主題ではありません。しかし、仏教やヨーガなどインド哲学全般に関して、当たり前のこととして存在しているようです。別に信じる必要はありません。ただ、死ぬことについて、不必要に怖がることもまったく意味の無いことです。そんなに心配しなくても、誰もが生まれれば、死んで（変化して）いきます。

さらに、輪廻転生・生まれ変わりとサムスカーラについて見ていきます。

先ほどの〝死の恐怖のサムスカーラ〟の例でも述べましたが、今世で作ったサムスカーラは、私たちが死ねばそれで消滅するわけでなく、来世へと受け継がれていきます。もちろん、弱いものは今世で消えてしまいます。

サムスカーラが来世に受け継がれるとしたら、私たちは完全に平等であると考えることができます。例えば、死んでしまえばすべて終わりだと考えて、他人への迷惑も考えずに自分のエゴで好きなことをやり、煩悩の固まりのようなサムスカーラをたくさん作った人は、死んだ後も、それは引き継がれ、次の生では大変なことになってしまいます。前世での悪行がカルマとして引き継がれ、大きな苦しみの人生となるのです。

次の生では、前世の記憶はなくなっていますから、その人は「なぜ自分だけこんなに悪いことばかりが次から次へと起こるのか」と考え込んでしまうかもしれません。結局は、自分がやった行いが自分に戻ってきているだけなのです。

もっと恐ろしいことに、人間として再び生まれることができればまだいいのですが、悪いことをやり放題にやり、悪いサムスカーラをたくさん作った人は、その行い、そのサムスカーラに見合った世界へ生まれていくことになるのです。

仏教では、六道輪廻という言葉があります。私たちは、自らの行いによって、天界、人間界、阿修羅界、餓鬼界、畜生界、地獄界のどこかに生まれてくるということです。私たちは、来世も必ず人間に生まれるとは限らないのです。

仏教では、人間に生まれるというのは、非常に稀なことだと言われています。6つの世界があるからただ単純に6分の1ずつの確率ではありません。人間として生まれるのは、天国へ生まれるより難しいことのようです。そうすると、私たちすべての人間は、ただ生きているだけでなんと恵まれているのかと考えなければなりません。人間としてこの世に生を受けたことは、とてつもなく素晴らしいことなのです。

どの世界に生まれるかは、その人が行った行為によって違ってくるのです。悪い行いが多ければ、それに見合った地獄などへ生まれるかもしれません。また、逆に、天国に生まれることもあるのでしょう。

天国や地獄の考え方は、若干現実離れしているようにも思います。もしかしたら、これらは現実世界で、悪いことをしないようにという道徳的な考えの下、昔から現在に至るまで物語や絵画などで受け継がれているだけなのかもしれません。

果たして天国や地獄があるのかは別にして、良い思い、行い、または悪い思い、行いに対してそれらに見合ったエネルギーが生み出され、それが引き継がれていくというのは納得できる話です。したがって、良い行いをしていれば、天国というものがあるのかどうか分かりませんが、良いところへとつながり、悪い行いをしていれば、同様に、地獄というのがあるのかどうかは分かりませんが、それに見合った悪いところへ現れるしかないということでしょう。結局は天国も地獄も自分自身が作りだすのです。

今世で、悪いことをやりつくした人、悪いサムスカーラをたくさん溜め込んだ人は、好むと好まざるとに関わらず、間違いなく悪い場所（地獄など）へ行くことになるでしょう。現世でたまたま上手くいき、成功して大金を手にしても、自分のためだけにそれを使い、自分の欲を満たす生活をしていたら、その後どうなるかは明らかです。

今世の内に、大きな転落を経験するかもしれませんし、来世で餓鬼界に生まれてしまうかもしれません。運よく成功したら、それを自分のためだけに利用するのではなく、誰かを助けたり、世のため人のために何かを行ったりというのは、結局は自分を助けることにつながります。大きなことをする必要はありません。ほんのちょっとしたことでいいのです。例えば、ちょっとした寄付や募金でもかまいません。ある程度の収入が入ったならば、その一部分を布施などにより、結果を期待しない無私の、匿名での寄付というかたちなどで使っていけばよいでしょう。

また、いくら貧乏をしていても、それを他人や社会のせいにしないでにこやかに暮らしていけば、結果として、悪いサムスカーラをすべて消し去り、輝く未来が待っていることでしょう。

来世のことを考えながら生活する必要はありません。しかし、日々善い行いをすることを心がけることで、今生、現在、今が輝いていくのです。今が明るければ、将来も明るいのは間違いありません。今をいかに善く生きるか、すべてがその一点にあるのです。

今に生きる

私たちは、当たり前のことでも実際にはよく理解していないことがあります。過去、現在、未来という3つの視点について、実は現在しかないというのは当たり前なのですが、私たちはよく理解していません。

過去や未来が存在すると思って生きています。すでにお話ししたように、過去とは過ぎ去った現在であり、未来とはまだ来ていない現在なのです。したがって、現在、今しかありません。当たり前のことですが私たちは、過去に生きることはできません。また同様に、未来に生きることもできません。私たちができるのは、今、現在に生きることだけなのです。

私たちは、残念ながらこのことをよく分かっていません。だから、過去のことをくよくよ考えたり、未来を不安がったりするのです。そうしている時、私たちは今に生きているとは言えません。妄想の中にいるのです。

あなたは、1日のうちでどのくらいの時間を今という時に生きていますか？　今に生きるとは、目の前にあることに意識を集中しているということです。

仕事をしているなら仕事に集中するのです。仕事中にも関わらず、それとは関係ないことを考えているようでは、今に生きていることにはなりません。今に生きるとは、その時やるべきことに意識を向け、それをただ行っていくということです。

これは、特に難しいことではないように思えますが、実際、私たちは、今に生きることができていません。もし、今に生きることができたなら、何の悩みも問題もなくなります。今という時には、悩みや不安、問題などが存在することができないからです。

私たちの現状はというと今に生きるどころか、さまざまな刺激により、心が乱れ、やるべきことをやっていないことのほうが多いでしょう。今に生きるということは一見簡単そうですが、実は意識的に訓練していかなければ、非常に難しいことなのです。

今に生きることができるようになれば、悩みや不安がなくなります。なぜなら、悩みなど多くの事柄は、過去や未来のことを考えるから生み出されるものなのです。現在に意識を集中し、今に生きれば、そもそもそれらの問題は存在しません。

「あなたは、今に生きていますか？」

もし、あなたが今に生きていると言えるなら、あなたはとても幸せです。将来も明るいでしょう。しかし、もしあなたが今に生きていず、妄想の世界にどっぷり浸かっているなら、決して幸せだとは言えません。将来も暗いでしょう。サムスカーラとの関係で言えば、今に生きるとは、余計なサムスカーラを作らない方法でもあるのです。

サムスカーラの罠は、現在の人生だけではなく、永遠という時の流れの中での話です。一般的な成功哲学などとは比べ物にならないほどのパワーを持っています。

この智恵を得ることは、あなたの人生においてすばらしい宝物になるのは間違いありません。その智恵により、今という時間に意識を集中し、あなたの知らない誰かの意図に影響された妄想の中の人生ではなく、本来の自分をしっかりと生きていけるのです。

サムスカーラは輪廻転生の1つの重要なパーツとして議論されますが、現実問題として、私たちは、来世やその先の来々世などのことを考える必要はまったくありません。すでに話したとおり、過去も未来も現在という今に集約されるものです。今を生きること、それが全てと言ってもよいのです。

生と死を超えて

サムスカーラと輪廻転生について見てきました。私たちは、どうしても1つの人生、今の人生でしか物事を見られないようです。それがさまざまな苦しみを作っている原因なのかもしれません。

「もし、死なないとしたら、あなたの人生はどのように変わりますか？」

実際、ほとんどのかたにとって、自分が死なないと納得するのは非常に難しいことかもしれません。しかし、今まで述べてきたように、あなたは変化していきますが、何も無くなってしまう死というのは存在しません。そうすると、あなたの人生に対する見方が少し変わっていくのではないでしょうか。あなたの身体は無くなっても、あなたの意識は子どもや孫へと引き継がれていくと考えられます。

サムスカーラと輪廻転生を理解することで、今の人生もまた違ったものになっていきます。今までひとりで悩んでいたことが、なんだかばかばかしく思えてくるかもしれません。もしそのような変化が起こったのなら、あなたの世の中に対する認識、自分の人生に対する考えが変わったということです。そうです、あなたの心が変わったのです。すると、あなたの人生は、まったく違ったものとなります。

もし、私たちが永遠というほどの時間をかけて、何回も、何百回、何千回、何万回も生まれ変わるのだとしたら……。

「あなたの今の悩みは本当に悩みなのですか?」

「あなたが今こだわっていることに意味はあるのでしょうか？」
「あなたが目指していることは本当に目指すべきものですか？」

もし人生が数え切れないくらいに繰り返されていくのなら、死ぬことへの恐怖は薄らぐでしょう。すでに述べたように、生と死は、あたかも毎晩夜寝て、朝起きるといった私たちが日々行っているレベルと変わりなくなります。1日は24時間ですが、輪廻転生の考えだと、時間はほとんど意味は無く、私たちの一生（80年）を1日と考えても別に問題はありません。

死ぬことは、夜眠ること。生まれるとは、朝目覚めること。一日一生ということです。

死ぬことへの恐怖が無くなれば、生きることへの恐怖もまた無くなります。そうすると、日々どんなことが起こっても平然としていられます。

私たちがこの世で最も恐れているのは死ということでしょう。生と死は1セットです。そして、死というものが幻であると理解できれば、間違いなく生が変わります。そして、その先は、生さえも幻であると理解していくのです。生と死は同じです。生があるから死がある。死があるから生があります。死がなくなれば生がなくなり、生がなくなれば死はなくなります。死が幻であれば、生もまた幻なのです。私たちは幻の中に生きていると考えることができます。そして、私（自分）というものも幻なのでしょう。

生と死の概念がなくなれば、自然と私（自分）というものもなくなってしまいます。ただそこに存在しているだけのものが残ります。それを自分と呼べば自分でしょうが、一般的に私たちが考える自分とはまったく違ったものです。

パタンジャリのヨガスートラで言えば、それはプルシャと呼ぶのかもしれません。また、ヴェーダーンタ哲学では、アートマンと呼ぶのかもしれません。いずれにしろ、生と死を越えたところに存在する、何かがあるのでしょう。しかし、この何かあるものも、実際にはそれが何かを証明することは難しく、あるといえばあるし、無いといえば無いといえるものなのです。それは仏教で言えば空となるでしょうか。すべては空……。

カルマとサムスカーラ

皆さんは、カルマという言葉を聞いたことがありますか。サムスカーラという言葉は初耳だとしても、カルマという言葉は、比較的馴染みがあるかもしれません。

サムスカーラ（サンスカーラ）は、仏教では行と表し、さまざまな使われ方があります。例えば、五蘊《ごうん》（色受想行識）の中の１つであったり、十二縁起の１つであったりで、それらは意識を生ずる意志作用ということです。さらに、「諸行無常」という行では、現象世界の生滅変化する全存在を示しています。

カルマは、仏教では業と表され、行と同様に考えられることもあるようです。本書では、サムスカーラとカルマはほぼ同じものとして考えています。その違いは、サムスカーラと輪廻転生との関係の中で明確になります。

仏教哲学では、業（カルマ）とは「身・口・意にわたる所作」とされています。私たちが日常的に行う、行動、言葉、思い、それらがすべて業ということです。

あなたが誰かを殴ったら、それも業となります。あなたが誰かの悪口をいったらそれも業です。さらに、あなたが誰かに対してむかつくと思ったら、それも業なのです。善い悪いに関係なく、私たちは日常的に数多くの業（カルマ・サムスカーラ）を作っているということです。

さらに業とは、第六識（意識）と相応して起こる思の心所だそうです。第六識（意識）とは、五感に対応する眼（見る）耳（聞く）鼻（嗅ぐ）舌（味わう）身（触る）と共に心の働きとしてあらわされます。

私たちが行っている活動は、大きく分けて、身体を使う行動、口から発する言葉、そして思いの3つに分かれます。業とは、これら3つの活動のことと考えてよいでしょう。さらに、意識と起こる心所ですから、3つの活動から作り出されるさまざまな心の動きととらえることができます。

現在、私たちは日々さまざまな認識を行い、心を働かせ続けています。それに伴い、毎瞬いろんな業・カルマ・サムスカーラを生み出しています。そして、そのサムスカーラは私たちに潜在的に溜まっていき、また、強化されたり消えたりします。

私たちの人生が終わろうとする時、サムスカーラもすべて無くなってしまうかといえば、そうではありません。私たちが死ぬ時に残ったサムスカーラは、次の生へと引き継がれていきます。そして、次の生では、その引き継がれたサムスカーラのことをサムスカーラとは呼ばず、それらと区別する意味でカルマといいます。

したがって、サムスカーラとカルマは本質的には同じものなのです。生まれ変わる来世を考えなくても、現在の私たちの生においても、カルマが存在しています。それは前世から引き継がれたサムスカーラということです。

前世のサムスカーラが現在のカルマとなり、現在生み出されたサムスカーラが、来世ではカルマとなるのです。

現在（今世）の時点を考えると、私たちは過去のサムスカーラを引き継いで持っています。それは今世ではカルマと呼びます。そして現在、日々さまざまなサムスカーラを生み出しています。したがって現世では、カルマ（過去のサムスカーラ）と、現在新たに作っているサムスカーラの2つが存在します。そして、私たちの人生は、それら両方から影響を受けるのです。

過去（前世）を始点に考えると、過去においても現在と同じように、カルマとサムスカーラが存在します。そして、そのカルマは前々世のサムスカーラであり、そのサムスカーラは前世の時点で生み出されたものです。あなたの前世の人生は、前々世のサムスカーラであるカルマと前世で新たに作るサムスカーラの影響を受けているのです。

未来（来世）を中心に考えると、現在新たに作っているサムスカーラがカルマとして来世に受け継がれ、そして来世であらたにサムスカーラを作り出します。あなたの来世は、現世から受け継がれるカルマと来世に生み出されるサムスカーラの２つの影響を受けているのです。

３つの視点で、カルマとサムスカーラを見てきましたが、結局カルマもサムスカーラも同じものなので、私たちは日々カルマもしくはサムスカーラの影響を受けながら生活しているということができます。また、私たちが影響を受けるカルマ、もしくはサムスカーラは、その人の過去の行い、言葉、思いによってさまざまなので、それを運命と呼ぶことも可能でしょう。私たちは、それぞれの運命（カルマ、サムスカーラ）の

過去（前世）	現在（今世）	未来（来世）
カルマ		
サムスカーラ →	カルマ（前世のサムスカーラ）	
	サムスカーラ →	カルマ（今世のサムスカーラ）
		サムスカーラ

影響を受けながら生活しているのです。

人生の究極目的

このように、サムスカーラとカルマ、そして輪廻転生を考えると、私たちのすべての人生は、カルマとサムスカーラの流れと見ることができます。ヨーガなどインド哲学全般の考えでは、人生の最終的な目標は、輪廻転生からの脱出であると言えます。

輪廻転生からの脱出とは、今まで見てきた、サムスカーラからカルマ、そして新たに生み出されるサムスカーラ、そしてカルマという永遠に続く流れから抜け出すことなのです。ここでいう輪廻転生からの脱出は、解脱という言葉に置き換えることができます。

「輪廻からの解脱が私たちの生きる目的だということです」

あなたの人生の目的は、輪廻転生からの脱出です……、と言われても、何のことなのかよく分かりませんよね。簡単に言えば、私たちの人生の究極の目的は、もう生まれ変わらなくてもいいようにすることなのです。死んだとしても、次の生へとつながらず、もう卒業で、生まれ変わることがなくなるのです。

私たちという言葉を使いましたが、まさしく私たちすべてのことを言っています。サラリーマンだろうが会社の社長だろうが、公務員だろうが総理大臣だろうが、貧乏だろうが大金持ちだろうが、勝ち組だろうが負け組だろうが、そんなことは問題ではありません。私たちすべての究極の目標、人生の目的は輪廻転生からの脱出なのです。

「あなたの人生の目的は、生まれ変わらなくてもいいようになることです」

こんなことを言われても、困ってしまいますよね……。

ほとんどのかたは、生まれ変わるということ自体、ぼんやりとした概念として持っているだけでしょう。さらに、〝生まれ変わらない〟ということが、いまひとつピンときません。

残念ながら、これについてはいくら本を読んでも、いくら話を聞いても、完全に納得することはできないでしょう。さまざまな経験を通して、自ずとたどり着くことはあるかもしれませんが、ほとんどのかたは、訳が分からないまま終わってしまうのでしょう。

そして、さらに続きがあります。生まれ変わらないようにする方法についてです。

別に、あなたが生まれ変わりを信じていなくても結構です。何回も生まれ変わりたいと思っていても、それはそれでいいと思います。しかし、私たちすべての究極の目的は、生まれ変わらないことだという考えは、驚愕すべきことであり、またそれを検討する意義は非常に大きいのです。

輪廻転生というのは永遠に続くものなので、その生と死の繰り返しを終わらせるには、解脱、生まれ変わらないようにするしか道はありません。輪廻から脱出しなければ、ひたすら生と死を繰り返していくことになるのです。生命というのは、不可思議なものです。

人生を完成する方法

私たちの人生の究極目標である、生まれ変わらないようにするための方法は、カルマとサムスカーラの流れを考えれば簡単に理解できます。私たちがなぜ生まれ変わるかと言えば、サムスカーラが残っているからです。もし、あなたが死ぬ時に、サムスカーラとカルマのエネルギーが残っていなければ、生まれ変わることはありません。サムスカーラは心の作用によって生み出されるので、心の作用が完全に止まってしまえば、あらたなサムスカーラを生み出すことはありません。その状態になり、さらにすでにあるサムスカーラとカルマが消えれば、もう生まれ変わることがなくなります。解脱ということになります。おめでとう、卒業です（笑）。

生まれ変わることがなくなる方法とは、すべてのサムスカーラ（カルマ）を消し去ることなのです。それが、輪廻転生からの脱出方法であり、究極の私たちの人生目標で、人生を完成する方法です。すべてのサムスカーラがなくなった時、私たちは、もう生まれ変わる必要がなくなります。そして、それが輪廻転生からの解脱ということです。

先ほどの図で考えると、サムスカーラ、カルマを消し去るとどうなるのかがよく分かります。過去は過ぎ去っており、また、未来はまだやってきていないので、私たちがアプローチできるのは現在・今だけです。したがって、今どうするかということで考えます。すでに見たように、現時点で、私たちは過去のサムスカーラであるカルマと新たに作り出しているサムスカーラを持っています。

そして、なぜ私たちが生まれ変わってしまうかといえば、死ぬ時に、サムスカーラとカルマのエネルギーが残っているからです。身体は滅びますが、心のエネルギーとしてのサムスカーラとカルマが残っているのが普通です。そして、その心のエネルギーは身体の死とともに、肉体から離れ、別の身体へと宿っていきます。

しかし、もし死ぬ時にカルマ、サムスカーラを消し去ってしまえば、つまり心のエネルギーがなくなっていれば、新たな身体に宿る必要もなくなり、そのまま解脱となります。

輪廻転生から脱出するには、来世へつながるサムスカーラが無くなればよいのです。したがって、今世においてすべてのカルマを消化し、さらに、あらたなサムスカーラを作り出さなければよいということです。その結果、来世へ引き継がれるカルマもサムスカーラもなくなり、輪廻転生からの脱出となります。生命からの卒業とでもいうのでしょうか。

こうして文章で書くと、何か滑稽な感じになってしまいます。また、簡単にできるような感じがします。しかし、生まれ変わることがなくなるということは、実際には不可能と言ってよいくらい難しいものなのです。

もしすべての生きものが輪廻からの解脱を達成することができれば、宇宙は必要なくなります。その時、宇宙はビッグバン前の原初の状態にもどっていくのでしょう。宇宙はなぜ存在するのか？　それは、私たちが様々な経験をするため（解脱の道）にあるということができます。

ヨーガの1つの目標であるSamadhi（サマーディー）と、この輪廻転生からの解脱はまた別のものです。サマーディーを達成できたとしても、完全に輪廻転生から脱出できるとは限りません。お釈迦さまは、完全な解脱を達成されました。もう生まれ変わることはありません。本当に私たちすべての存在の最終的な目標は、お釈迦さまと同じように、解脱により完全な平安を手に入れることであると言うことができます。解脱というのは、私たち一般人には理解が難しいものです。頭で理解できるものではなく、できることはおそらくそれを感じることなのでしょう。それは、仏教でいうところの空に似たような感じなのでしょう。あるのでもなく、無いのでもない、1つでありすべてである。

そして、注目すべき点は、お釈迦様が私たちと同じ人間だったということです。お釈迦さまは、神様でもなければ梵天でもありません。私たちと同じひとりの人間だったのです。したがって、私たちも同じように、輪廻からの解脱という究極の目標を達成することが可能であると言えます。

人生の真実

ここで多くのかたは、なぜ私たちが輪廻転生から脱出しなければならないのかと、疑問に思うかもしれません。私たちは、人生とは素晴らしいものだと思っています。できることなら、何回でも経験したい、また生まれ変わりたいと思っています。

愛し合いながらも別れなければならない男女が、「今度生まれ変わったら一緒になろうね」などと約束をするドラマや映画があったりします。基本的に、私たちは誰もがまた生まれたい、生きたいと思っているのでしょう。

しかしながら、人生というものを根本的に、本質的に考えてみると、誤解を恐れずに書きますが、果たして生きるということが、単純にそれほど賞賛されるべきすばらしいことなのでしょうか。

お釈迦さまは、「人生は苦だ」とおっしゃいました。その意味するところは何なのか。もし人生というものが単純に素晴らしいものであるなら、人生は苦ではなく、人生は楽、もしくは喜びとなるはずです。お釈迦様は、なぜ人生は苦だといったのでしょうか。苦しむことが素晴らしいこととというわけでもないでしょう。

お釈迦さまがいう苦とは、肉体的な苦痛ではなく「人生とは思うようにならないものだ」ということです。冒頭でも述べましたが、何にも考えずにただ生きていくだけでは、運命に流されるまま、翻弄されるままに過ごすしかないのです。なぜなら、私たちの人生とは素晴らしいものでもなければ、賞賛されるべきものでもありません。普通に生活していれば、苦しみを味わうようなシステムになっているのです。そうです、そのような仕組みになっているのです。「人生が苦である」というのは、私たちにとってノーベル賞もの、またはそれ以上に価値のある発見です。もし私たちがそれをしっかり理解して生きることができれば、誰もが幸せに暮らすことができます。

自分の望むようにはならず、日々悶々と暮らし、その苦しみを紛らわすためにお酒を飲んだり、おいしいものを食べたり、旅行に出かけたり、買い物をしたり……。それらを、人生の喜び、楽しみと私たちは呼んでいますが、結局は苦しみから目をそらし、ひたすら時々感じられる喜びや楽しみを一生涯求め続ける、私たちはそんな生き方をしているようです。

結局私たちは、人生の本質を追求することもなく、「なぜ幸せになれないのか」という問題の、根本的な解決へと行動することもなく、表面をつくろうように生きています。そのまま時間だけが過ぎ、気がついたら後は死を待つばかりということにもなりかねません。そして、またそれを繰り返していく……。

いくら社会的に成功しようが、大金を得ようがまったく関係ありません。当たり前ですが、それらを死後もって行くことは不可能ですから。でも、私たちはそのことを本当には理解していません。そして苦しむのです。手に入れたものが多ければ多いほど、それを失う苦しみも大きくなります。しかし、死を迎える時は、私たちは必ず物質的なものをすべて失うことになるのです。まさしく、死とは思うようにならない、苦の筆頭と言えるでしょう。

お釈迦さまは、「ただ生きていること」に意味は無いとおしゃっているのではないでしょうか。ただ生きるだけでは、思うとおりにならないことがたくさんあり、その時に、私たちがすることといえば、ごまかすことか、他人や社会のせいにすることばかりです。

ただ生きるにしても、日々の生活で余計なことを考えずに淡々と生活していく、目の前にあるやるべきことをひたすらこなしていく、これは、目指すべき「ただ生きる」ことです。しかし、私たちは、日々いろんな妄想をし、過去のことを後悔し、未来を思い、今という時には実際にはおらず、そして生きていると思い込んでいます。

生きていることがただ単純に素晴らしいのではなく、人生の本質である苦をしっかりと理解し、根本的な解決を目指しながら生きていくことが素晴らしいことなのです。サムスカーラを理解し、それを上手くコントロールしていくような生き方こそ、お釈迦さまが説かれた道なのです。

もし、あなたが何も考えずに日々今に生きているのであれば、特段、人生の本質などということを考える必要はありません。そのままで素晴らしい。もし、過去や未来のいろんなことを考えてしまう。また、なんとなく日々悶々としている、幸せだと感じられないのなら、やはり人生の本質についてじっくり考えてみる必要があるでしょう。人生の本質は誰にとっても真実であり、すべての問題を解決してくれる鍵でもあります。それを理解すれば、まったく違った人生が待ち受けています。苦しみから楽しみへ、悲しみから喜びへ、すべてが変わっていきます。

第5章　運命を好転する方法

これまでさまざまな角度からサムスカーラというものを見てきました。なぜサムスカーラが私たちの人生において重要なのか、そして、サムスカーラを生み出す私たちの心の重要性についても、ある程度ご理解いただけたと思います。

あなたの人生には、サムスカーラというさまざまな罠が仕掛けられています。それを知らずにただ日々を過ごしていくのは、危険なジャングルの中を自分を守るものは何も持たず、裸で歩いているようなものです。そのままでは、あなたが望む人生を送ることはできません。

サムスカーラの特徴

ここで、サムスカーラの特徴をまとめておきます。まずは、サムスカーラがどのように作り出されるかについてです。それは、私たちの心によって作り出されます。言い換えれば、私たちが何かを感じた時に、それに対応してある種のサムスカーラが生み出されます。怒りの感情を持った時には、〝怒りのサムスカーラ〟が、喜びの感情の時には、〝喜びのサムスカーラ〟がそれぞれ作られます。

2番目の特徴として、心から生み出されたサムスカーラが、今度は逆に私たちの心に影響を及ぼすということです。日々、私たちは何かを感じ続けていますが、その時にもサムスカーラが関わってくるのです。〝ポジティブなサムスカーラ〟を蓄えた人は、どんな困難に遭っても、前向きに生きていけるでしょう。逆に〝ネガティブなサムスカーラ〟をたくさん蓄えた人は、どんなに恵まれた状況においても楽しめません。蓄えられたサムスカーラの特性によって、私たちの感じ方（心）が大きく影響されます。

私たちの心がサムスカーラによって影響を受ける簡単な例を示します。さまざまなケースでよく引用される例なので、皆さんも考えてみてください。

（例）あなたが砂漠で遭難した時に、水筒にはちょうど半分の水が残っていました。

（質問）その時、あなたは、それをどのように受け取りますか？
　あなたは、どう思いますか？
　あなたの心はどのような反応を示しますか？

砂漠で遭難ということは、その後生きるか死ぬかわからない極限の状況にあるということです。そして、その時のあなたは過去のさまざまなサムスカーラから影響を受けるでしょう。

ある人は、まだ半分あるから大丈夫と考えます。一方で、ある人は残り半分しかない……、このまま死んでしまうと考えます。これは結局、過去にその人が蓄えたサムスカーラによって、その時どのように感じるかが違ってくるということです。

大丈夫と考える人は、過去にどんな困難があった時も、何らかの解決策を見出してきたのでしょう。もうだめだと考える人は、ちょっとした困難でも、すぐに弱気になり逃げ出してしまっていたのかもしれません。

ここでのポイントは、状況、環境は中立ということです。Aさんは大丈夫だと思い、Bさんはもうだめだと思う。状況は同じであるにも関わらず、AさんとBさんはまったく違った反応をします。なんだか不思議ですよね。それでは、なぜAさんとBさんは、同じ環境に置かれながら、まったく違った反応をするのでしょうか。

もうすでにお分かりのように、過去に生み出されたサムスカーラがAさんとBさんとではまったく違うからです。さらに言えば、AさんとBさんの心がまったく別物だからです。心が違っていれば、生み出されるサムスカーラも違います。そして、サムスカーラが違っていれば、置かれた状況への反応も違ってくるのです。

3番目の特徴は、サムスカーラは強化されるということです。2番目の特徴として、サムスカーラにより、私たちの認識が影響を受けることを述べました。そして、その影響というのは、そのサムスカーラのもつ性格によって変わってくるのです。〝怒りのサムスカーラ〟から受ける影響は、怒りの感覚です。したがって、それによって、人は怒りやすくなるのです。逆に〝穏やかなサムスカーラ〟を持った人は、どんなに腹立たしい状況にあっても、その影響により、いつもニコニコしているでしょう。

結果として〝怒りのサムスカーラ〟を持つ人は怒りやすくなり、再び怒ることでさらに〝怒りのサムスカーラ〟を生み出し、それをどんどん強化していくのです。〝穏やかなサムスカーラ〟を持った人はいつもニコニコしていて、その結果、再度〝穏やかなサムスカーラ〟を生み出し、同じようにさらにそれを強化していくのです。世の中を見渡すと分かりますが、いつも怒っている人と、いつもニコニコしている人と、はっきり分かれているようですね。

4つ目の特徴は、ある種のサムスカーラは、類似のサムスカーラを生み出しやすいということです。〝穏やかなサムスカーラ〟を持った人は、穏やかなだけでなく、人に親切にしたり、勇気があったり、同じような素晴らしい資質を持ちやすいということです。

一方で他の人に意地悪ばかりしている人は、穏やかというより、どちらかというと怒りっぽいことが多いかもしれません。同様に、遅刻ばかりしている人は、部屋もあまり綺麗にしていないことが多いかもしれません。

プロのスポーツ選手などで第一線で長く活躍している人というのは、ただその競技に優れているだけではなく、人間として素晴らしい、誰からも尊敬される人が多いようです。逆に、一時は活躍しても、長続きしない人というのは、競技とは関係ない部分での欠点があるのかもしれません。これらも、サムスカーラの特徴を考えると明確に理解できます。

誰もが一流選手と認めるイチロー選手は、昔から道具を非常に大切にしているそうです。また、試合の前からある種のルーチンワークを必ずきっちりとこなしているということです。これらの良いサムスカーラが、実際のゲームで必要なさまざまな技術の源になっているのでしょう。

5番目の特徴は、1から4番目のまとめと言ってよいものです。心の作用とサムスカーラの関連によるお互いへの循環により、私たちの習慣が作り出されるということです。さらに習慣というのは、言わばその人の性格とも密接に関係しているので、サムスカーラによって私たちの性格が形成されると言えるでしょう。

習慣というのは、さまざまな成功哲学などで最も重要視されているものの1つです。良い習慣を身につけることが成功への道なのです。良いサムスカーラが良い心の作用を生み出し、それらによって良い習慣が生み出されます。結果として、幸せな恵まれた人生を歩むことができるのです。

ここでのポイントは、私たちに1つの流れができるということです。川の例で考えてみましょう。ある川で、水の流れるルートというのはそう簡単には変わりません。ある時は右に流れていって、ある時は左に流れるという川はありません。右に流れていくのであれば、よっぽど大きな環境の変化がない限り、それは同じように右へ流れていきます。川の流れと同じように、私たちの心の流れは、ある方向へ流れていきます。それは、よっぽどのことが無い限り変わらないのです。

善い流れの循環で考えれば、善い心、善いサムスカーラ、善い習慣、とても幸せ、という流れになっていきます。逆に、悪い心、悪いサムスカーラ、悪い習慣、不幸という悪の循環もまた生み出されるのです。

あなたの心の流れは、どのようになっていますか？

サムスカーラの特徴

①心により、それに見合ったサムスカーラが生み出される
②サムスカーラが心に影響を及ぼす
③サムスカーラは強化される
④サムスカーラは類似のサムスカーラを生み出す
⑤心とサムスカーラの循環により習慣となる

3つのサムスカーラ

日々、私たちが生み出しているサムスカーラはいくつかに分類することができます。無意識に作り出されたサムスカーラにより翻弄されるあなたの人生を善い方向へ変えていく、またサムスカーラの罠から抜け出すには、まずサムスカーラの分類について、それぞれ理解することが大切です。

1つ目の分類方法としては、サムスカーラによって導き出される結果が決まっているか、そうでないかの2種類に分けられます。

「すでに結果が決まっている」とはどういうことかといえば、あなたが日々蓄積したサムスカーラによって、将来受けるべき結果が決まっているということです。

怒りのサムスカーラを作り続けた結果、会社を解雇されるという結果になるかもしれません。喜びのサムスカーラを蓄えていた結果、素晴らしい人と出会い結婚できるかもしれません。あるサムスカーラによって、どういった結果が導き出されるかは、誰にも分かりません。しかし、その方向性は明らかです。善いサムスカーラによって、善い結果が生まれ、悪いサムスカーラによって悪い結果が現れます。これは、サムスカーラということを抜きにしても当たり前で、納得できることでしょう。

因果の法則という言葉を聞いたことがあるでしょう。これは、善いことをすれば、善い結果が生み出され、悪いことをすれば悪い結果となるという法則です。ある原因に対し、それに対応する結果が生み出されるのです。桜の木は、桜の花を咲かせる。梅の木は梅の花を咲かせる。桜の花が、梅の花を咲かせることはないのです。ある原因に対してはある結果が必ずもたらされます。

1つは、結果が決まっているサムスカーラのグループです。そして、もう1つは、結果が決まっていないサムスカーラのグループとなります。「結果が決まっていない」ということは、変更しやすいと考えることができます。逆に、すでに結果が決まっているということは、変更ができないということです。これは、私たちがサムスカーラへアプローチする時の非常に大切なポイントの1つです。

すでに結果が決まっているものは絶対に変更できないかというと、そうでもないようです。日蓮大聖人は「定業すらよくよく懺悔すれば必ず消滅す、いかにいわんや不定業をや」と述べられています。

定業というのは、すでに結果が決まっていることと考えられますが、それも反省すれば必ず消滅するとおっしゃっているのです。結果が決まったサムスカーラも何らかの方法で消すことができるということです。さらに、結果が決まってないサムスカーラは、もっと容易に消していけるものなのです。

では、どのような時に結果が決まるサムスカーラになり、どのような時に結果が決まっていないサムスカーラとなるのでしょうか。簡単に言えば、強いサムスカーラは結果が決まったものになり、弱いサムスカーラは未決定になるということです。

強いサムスカーラを作り出すケースとしては、同じ心の働きにより、繰り返し繰り返し強化していく場合があげられます。〝怒りのサムスカーラ〟でも、それを繰り返し繰り返し強化していくか、1回でストップするかにより、サムスカーラの種類、つまり結果が決まるもの（定業）となるか、決まらないもの（不定業）になるかに分かれていくのです。

次に、強い煩悩によって作られたサムスカーラは、結果が決まったものになります。強い煩悩の代表としては、欲があります。自分の強い欲望のために行った行為などで作り出されたサムスカーラは、その結果が決定され、将来必ずその報いを受けることになります。

私たちが生きていく上で、多少の欲望は必要かもしれません。しかし、強すぎるものは、結局は自分自身に戻ってきて、悪い結果を生み出すのです。現在のご自身の状況に不満を持つかたは、過去、あなたがどのような欲望によって突き動かされてきたのか、検証してみてはいかがでしょうか。結局は、過去の言動や思考があなたの現在を作っているのです。過去を見つめれば、現在が分かり、将来が見えてきます。そうすれば、今をどう生きればよいかが分かります。そして、現在の行動を変え、言葉を変え、思いを変えるなどすれば、あなたの未来が変わっていきます。結果として、あなたの思うような人生を歩むことができるようになります。

ヨーガの父であるパタンジャリは、離欲を提唱しています。ここで面白いのは、無欲ではなく、離欲であるという点です。欲を無くす必要はなく、欲におぼれるのでなく、それに巻き込まれること無く、離れておくということです。私たちが生きていく上で欲というのは必要なのです。ヨーガを実践する時に、あまりにも欲を目の敵のように考えるのは、本質から外れてしまいます。一方で執着については、無執着を実践していかなければなりません。執着は無いほうがよいのです。あらゆる執着はヨーガを実践するものにとって邪魔、心を乱す原因になるのです。

結果が決まっているか（定業）、まだ決まっていない（不定業）かの分類に加えて、サムスカーラによる結果が出てくる時期が決まっているものと、そうでないものという分類もあります。「時期が決まっている」というのは、例えば、今日作ったサムスカーラによる結果が一週間後に出るとか、１ヵ月後に現れるということです。

それに対して、「時期が決まってない」とは、すでに作られたサムスカーラの結果がいつ芽を出すか分からないものだということです。

いずれにしても、その結果が「決定されているもの」というのは一般的に少なく、「決定されていないもの」のほうが多いようです。そうすると、私たちの運命の自由度は比較的大きいと考えることができます。私たちの運命はある程度は決まっているが、やりようによっては大きく変えることもできるということです。

さらなる分類として、結果を受ける時期によって3つに分けることがあります。世親《せしん》の「倶舎論《くしゃ》」では、まずは現世で作り出したサムスカーラの結果を現世で受ける場合、2番目として、現世で作り出したサムスカーラの結果を次の世に受ける場合、そして最後は、現世で作り出したサムスカーラの結果を次の次の世以後に受ける場合と、3つに分類しています。

すでに、輪廻転生やカルマのところで話が出てきましたが、こうしてみると、私たちが日々作り出しているサムスカーラの影響は、かなり長く続くと考えることができます。これが、私たちの人生を複雑にしている原因かもしれません。もし、今世で作ったサムスカーラの結果がすべて今世で現れ、私たちがそれを受けるとしたら、比較的私たちの人生は分かりやすく納得できるものになるでしょう。

善いことをすれば必ず今世で善いことが起こる、逆に悪いことをすれば必ず悪い結果が今世であらわれる。そうなれば、すべての人が善いことを行うようになるでしょう。誰かを助ければ、2、3日で必ず善いことが起こるのであれば、親切にする人が今以上に出てくるのは間違いないですね。

しかしながら、私たちが行った結果というものは、今世であらわれるとは限らないのです。いくら善いことをたくさん行ったとしても、その結果は今世で現れないかもしれないのです。逆に、いくら悪事を働いても、今世では幸せに暮らせるかもしれません。

そうすると私たちは、もし何か悪いことが起こった時、それを自分の行いの結果だと思うことはなかなかできません。さらに、エゴという厄介なものもあり、その結果を他人や社会など外部へ向けるようになってしまいます。

善い行いにより、善い結果が目に見える形ですぐ現れるというのが理想のような気がしますが、そうすると、先ほども述べたように、皆が善いことしかしなくなります。そうすると、善いも悪いもなくなってしまうのでしょう。善だけであれば、悪はなくなります。結果として善もなくなるのです。善だけの世の中は成り立たないのです。もし善だけの世の中が成立したとして、そこで生きることは、何の経験にもならないことになってしまいます。そんな世の中ではつまらないのです。悪があるから、善がある。朝があるから夜がある。生があるから死がある。私たちにはそんな世の中が必要なのでしょう。

現実世界において、何か法を犯すことをすればそれは罪になり、裁かれます。最近では、犯罪の時効に関する問題が取り上げられていますが、サムスカーラの観点からすれば、時効などまったく関係ありません。たとえ、社会的には時効で罪が消えても、サムスカーラの芽は消えることはありません。それは、必ずあなたに戻ってきます。自分が作り出したサムスカーラからは、絶対に逃げることはできないのです。

サムスカーラに関する最後の分類として、これは私たちがサムスカーラをどのように扱い、私たちの運命、そして人生をどうしたら善い方向へ向かわせられるかに関わってくるものです。これには、3つのサムスカーラがあります。

1つ目は、サムスカーラにより、その結果がすでに現れつつあるものです。これについては、すでに芽が出始めているということで、これを変えることは不可能に近いといえるでしょう。私たちは、過去を変えることはできません。私たちが変えられるのは現在だけです。すでに芽が出ているものを種に戻すことは残念ながらできません。

2つ目は、結果がこれから出てこようとしているものです。まだ種の段階で、芽が出ていませんが、その準備が整っている状態です。これは準備段階なので、それを止めることや変更することが可能です。

3つ目は、まだ結果が出ていないものです。これは、2番目のものと同様に中止や変更が可能です。そして、最もたやすく中止、変更がしやすいものになります。

以上、3つのサムスカーラに分類することができます。これを、矢を弓で飛ばすという例に置きかえてみます。まず、すでに芽が出つつあるものとは、弓から矢がすでに放たれている状態です。矢がすでに放たれているので、私たちはそれを止めることはできません。あとは、その矢が的のどこに当たるかを待つのみです。どのような結果が出るかを見守るしかありません。結果は、矢（サムスカーラ）に聞いてくれということです。

次に、結果が出る準備段階のものとは、弓に矢をつがえ、これから放とうとしているところです。手で弓矢を引いているこの段階では、手を止めさえすれば、矢が放たれることはありません。しかし、あまりゆっくり待っていることもできません。すぐに何らかのアプローチをしなければ、そのまま矢が放たれてしまいます。

最後に、結果がまだ出ていないものとは、矢がまだ弓に準備されておらず、かごの中に入って待っている段階です。言うまでもなく、その矢を放つか放たないかは、十分に変更が可能であり、時間の余裕もあります。

以上のように、3つのサムスカーラがあり、その中で、2つまでは私たちがコントロール可能で、止めたり変更したりすることができるものです。しかし、1つ目に関してはどうしようもありません。

3つのうちの2つが変更可能なのですから、あなたがサムスカーラを理解し、それに対して適切に行動していけば、自分の人生の約70%はコントロールできるということです。100%ではなく、70%では少ないでしょうか。また、残りの30%についても、サムスカーラの罠を理解していれば、それにどのように対応すれば良いかが分かります。

サムスカーラを理解せず、そのまま暮らしているだけでは、それへのコントロールは０％です。すでに放たれた矢はもちろんのこと、放たれようとしているもの、そして、今後のために待機しているもの、すべてがあなたの意思とはまったく関係なく、放たれ、運命としてあなたに向かってやってきます。あなたは、１００％完全に、いくら不満があっても、人生を変えたいと思っても、そのままの人生を歩むしかないのです。

本当は70％のコントロールで、現状よりははるかに素晴らしい人生を過ごすことができます。十二分にあなたは幸せに暮らしていけるでしょう。

サムスカーラの分類

分類Ⅰ ①結果が決まっているもの（定業）
②結果が決まっていないもの（不定業）

分類Ⅱ ①現世で結果が出るもの
②次の世で結果が出るもの
③次の次の世で結果が出るもの

分類Ⅲ ①すでに結果が出つつあるもの
②これから結果が出ようとしているもの
③まだ結果が出ていないもの

運命好転の原理

さて、今までさまざまな角度からサムスカーラというものを見てきました。ここまでくれば、皆さんにサムスカーラ、そしてそれに関連する運命について、それらがどういうものかご理解いただけたと思います。そして今、多くのかたは、「サムスカーラは分かったけど……、では実際にどうすればいいの？」と考えておられるでしょう。

いくら知識があっても、それを上手く利用できなければ何にもなりません。宝の持ち腐れです。ここからは、運命のままそれに翻弄されるだけの人生から、自分で運命を変え、さらに人生をコントロールしていくための方法を示していきます。今までが理論編であったとすれば、これからが実践編です。理論を理解して初めて、しっかりと実践していけます。いまひとつ理解できていないのであれば、何度も読み直してください。ある程度理解しておくことが必要です。

まずは運命を善い方向に変えていくための原理を解説します。原理なんてどうでもいいというかたは、飛ばしていただいても結構です。しかし、しっかりと原理を学ぶことで、納得してその方法を実践していくことができます。

プロ野球選手の中でもホームランバッターと呼ばれるかたがいます。あるホームランバッターは、なぜボールを遠くへ飛ばせるかの原理を知らずに、来たボールをただ強くたたいているだけです。一方で、別のホームランバッターは、なぜボールが遠くへ飛んでいくかの原理をしっかりと理解し、普段からそれらを意識しながら練習しています。二人のうち、どちらの選手のほうが成績が良くなるでしょうか。より多くのホームランを打てるのはどちらの選手でしょう。

実際にそういったデータはありませんが、推測はできます。やはり、原理をしっかり理解した後者の選手の方が、より多くのホームランを打てると思います。

原理を理解することの1つの利点は、うまくいかなかった時にその原因を探しやすく、そして自分で修正できるという点です。野球に限らず、例えば一般の営業の仕事でも、どのように活動をしたらより多くの注文を取ることができるのか、その仕組み、プロセスをしっかり理解することが重要なのは言うまでもありません。優秀な営業マンはなんとなく得意先を回っているのではなく、目的意識を持っているでしょう。

説明が少し長くなりましたが、運命好転の原理について、よろしければお付き合いください。

すでに見てきたように、サムスカーラは心の動き、あなたが環境に対してどのように感じるかによって作り出されます。そして、作り出されたさまざまなサムスカーラが原因となり、逆に心の動きが影響を受けます。結果として、私たちの日々の行動、言葉、思考は、サムスカーラによって決められていくことになります。あなたの人生はサムスカーラによって作られていると言っても過言ではありません。

あなたの運命、人生はサムスカーラ次第なのです。これは現世にとどまらず、次の世、さらに次の次の世へと永遠に続いていくという恐ろしいシステムになっています。

サムスカーラによる運命好転の原理は、今述べた一連のサムスカーラの流れを止めるというひと言に尽きます。止めるのは難しいとしても、少なくとも良い方向、良い流れへと変えていくということです。

普段は、意識しなければ、これら一連の心とサムスカーラの流れが自動的に行われています。悪習など、止めたくても止められないものがあるというのは、その1つの証拠でもあります。私たちは自由だと思っていますが、もし本当に自由であるのなら、なぜ止めたいと思ったことが止められないのでしょうか。不思議ですね。

したがって、この流れをそのままに放っておくと、運命のまま、サムスカーラによって自分の人生が流されていくということです。悪習を決して止めることはできません。さらに悪い習慣を身につけていく可能性が大きいでしょう。このままでは、残念ながらあなたが望むような人生を送ることはできません。

運命を好転させるには、この流れを止めなければなりません。止めるということができないにしても、流れる方向を自分自身で決定できるようにしていくのです。

いかだなどで川を下っていく時、何もしなければ、川の流れに沿って流されていきます。その流れの先には滝が待っているかもしれません。そのことを知らずに流されていけば、いずれは滝から落ちて、すべてが終わってしまいます。滝から落ちないようにするには、岸へ上がるか、進んでいく方向を変えるしかありません。とりあえずは岸へたどり着くか、別の流れに乗ることで滝から落ちるのを防ぐかのどちらか1つです。

運命好転の原理とは、知らなければ自動的に流れていく、あなたのサムスカーラの流れを理解し、その流れを止める、もしくは変えていくということです。

それでは、サムスカーラから私たちの運命が決まる一連の流れを、どのようにすれば変更できるのか。サムスカーラによって決定された運命を、どのようにすれば、良い方向に変えていけるのかお話しいたします。

最善で最高の策は、サムスカーラをすべて消してしまうことです。サムスカーラをすべて消すことができたなら、あなたは完全に自由です。何者にも束縛されず、何の影響を受けることもありません。あなたの思い通りの人生を送ることができます。

サムスカーラがすべてなくなった状態では、あなたの心が影響を受けることは何もありません。心は落ち着いており、自分の意志で自由な決定が下せるということです。しかしながら、すでに輪廻転生と解脱の話で述べたように、サムスカーラを完全に消すことは至難の業です。一般の私たちにとっては、不可能と言ってよいものでしょう。出家でもして悟りの道を目指すのであれば可能かもしれませんが、一般的な社会生活をしながらというのであればなおさらです。

なぜそれほどまでにサムスカーラを完全に消していくことが難しいかといえば、1つには、サムスカーラの分類で考えてみると、すでに放たれた矢は止めることができないからです。そうです。すでに芽が出つつあるものはどうしようもありません。空中に飛んでいる矢を手でつかむようなもので、これは誰にでもできるものではありません。

さらに、私たちの心は日々、動き続けています。何かを見た時、何か音を聞いた時、何かを食べた時などなど、数え切れないくらいの感覚が私たちの中で起こっています。そのたびに潜在的にサムスカーラが作り出されているのです。1日にどれほどのサムスカーラが作り出されているのか、数えようもありません。

たとえすでに作り出されたサムスカーラをすべて消すことができたとしても、日々すごい数のサムスカーラが次々に溜まっていきます。新たなサムスカーラを作らないようにするには、心を止めるしかありません。そうです。環境からの刺激を感受しないように、反応しないようにするしかありません。これは、ヨーガの究極的な目的でもありますが、一般の私たちには非常に困難なものです。

こうして考えると、運命を好転させるなんてことはとてもできない、私たちは運命のまま流されるしかないと思われるかもしれません。でも、ここであきらめないで下さい。サムスカーラを完全に消すことができなくても、ある程度制御することで運命は良くなっていくのです。

サムスカーラをコントロールすることで、あなたの運命は間違いなく好転していきます。
私たちほとんどの者にとって、解脱、輪廻転生からの脱出というのは、現実的ではありません。もちろん、それができればそれでよいのですが、すでに述べたように不可能に近いものです。それよりも現実的な話としては、解脱とか輪廻転生とかは、1つの物語として脇へ置いておきましょう。

私たちがやるべきことは、幸せになることです。幸せを目標とするのであれば、誰でも達成できます。不幸の流れから、幸せの流れへとルート変更することで、あなたの運命も流れを変えていきます。

「倶舎論」の中でも、お釈迦様はサムスカーラ（サンスカーラ）を制御することで悟りを開き、ブッダになったと述べられています。サムスカーラを消すのではなく、制御することで、悟りというすごいことが可能になるのです。悟りとは、苦しみがまったくない喜びの状態です。
私たちは、悟りを開く必要はありませんが、サムスカーラの制御により運命を好転させ、素晴らしい人生が歩めるようになるのは間違いないようです。

さて、サムスカーラをコントロールすることにより、どんなことが可能になるのでしょうか。サムスカーラの分類により考えてみましょう。例えば、サムスカーラの芽がどのような実をつけるかという「結果が決まっていないもの」については、そのサムスカーラを消せば、それによる結果を受けずにすみます。ここで注意ですが、すべての結果を受けないようにする必要はないのです。良い結果であれば、それはそのままでよいでしょう。私たちが消さなければいけないのは、悪い結果をもたらすものです。

また、自分の行った行為、作り出したサムスカーラによって、すごく悪い結果を受けなければならない場合でも、そしてそれが「結果が決まっているもの」であったとしても、軽くすることができるのです。

過去にさんざん人に迷惑をかけた人が、改心し正しく生きるようにしていけば、重い病気で苦しみながら死んでいくという結果が、それほど苦しむことなくあの世に行けるように変わるかもしれません。逆に、過去に悪いカルマが無くても、今世で悪の道を走り続ければ、人生の晩年には、ひとり寂しく暮らしていかなければならないかもしれません。大切なのは、過去にとらわれることなく、あなたが〝今〟何をするかなのです。

別に清く正しく生きましょうといった、道徳的な話をしているのではありません。これらは、宇宙の法則、自然の法則であありダルマ（法）なのです。誰もダルマから逃げることはできません。すべての人に適用されるものです。ダルマを理解すれば、どのように生きていけばよいのかも理解できます。人生の芯ができます。

そして、ダルマの中心となる1つの考え方がサムスカーラです。サムスカーラにより、あなたの人生は良くも悪くもなるのです。

〈実践〉運命好転2つの方法

サムスカーラというものを理解し、さらに運命を好転させる原理と方法を見てきました。それは、「サムスカーラを制御すること」なのです。

この章では、具体的に「どのようにサムスカーラを制御していくのか」という方法について述べていきます。具体的な方法として、2つをご紹介いたします。最初に、ヨーガによる方法を示します。そして、ヨーガと関連しているものですが、ヴィパッサナ瞑想による方法を解説いたします。ヴィパッサナ瞑想については、私の前著書である「沈黙の科学　10日間で人生が変わるヴィパッサナ瞑想法」（明窓出版）に詳しく書いてありますので、そちらをご参照ください。今回は、そのエッセンスを述べるにとどめます。

いずれの方法でもいいと思いますし、両方を試していただいてもいいでしょう。あなたが一番やりやすい、納得できる方法を実践してください。

本来のヨーガ

一口にヨーガと言っても、さまざまな名前のものがあります。数多くあるヨーガの中でも、ハタヨガ、シバナンダヨガ、アシュタンガヨガ、アイアンガーヨガなどは、世界的にも行われているメジャーなヨーガとして認知されています。最近では、パワーヨガやホットヨガがあったり、ニューヨークスタイルヨガなどであったり、数え切れないくらいのものがヨーガという名前で行われています。

「それでは、結局、どれが本当のヨーガなのでしょうか?」

「ヨーガと名前がついているものすべてがヨーガでしょうか?」

伝統的な、本来のヨーガという意味で言えば、最近出てきたパワーヨガやホットヨガは、名前こそヨガとついていますが、果たしてヨーガと呼べるかどうか疑問が残ります。

本来のヨーガ（ヨーガは1つで実際には本来も何もないのですが……）という点で考えれば、ヨーガといえば、ラージャヨガ（Raja Yoga）であると言えるでしょう。ラージャヨガはキングオブヨガ（King of Yoga）と呼ばれているもので、ただ単にヨーガと言った場合は、このラージャヨガのことを指していると考えることができます。

そして、数多くあるヨーガの中で、ラージャヨガこそが、サムスカーラを消し、運命を好転させる本来のヨーガといえます。さらに、ラージャヨガを補完するものとして、ハタヨガというものも実践することが大切でしょう。

そして、ここで1つ付け加えておきます。本書はヨーガの本ではないので詳細は省きますが、ラージャヨガ以外にも、本来のインド伝統的なヨガとして、バクティ（Bhakthi）、カルマ（Karma）、ジュナーナ（Juana）があげられます。ラージャヨガはインテグラルヨガとも呼ばれるように、これら3つのヨガの要素も含んでおり、あらゆるヨーガを統合したものであると考えることができます。これが、ラージャヨガが King of Yoga といわれる所以でしょう。

あなたの運命を好転させていくには、ラージャヨガの実践が必要になります。また、その準備段階としてハタヨガを行っていくことが望まれます。したがって、ラージャヨガとハタヨガを、車で言えばその両輪として進めていくことが運命を好転していく道となります。ラージャヨガは心のヨーガであり、ハタヨガは身体のヨーガと呼ぶことができます。どちらか一方だけでも十分ではなく、2つがそろって初めてバランスがとれ、効果的なものとなります。結果として、安定し調和した生活が送れるようになります。

ラージャヨガ

それでは、ラージャヨガとはどういうヨガなのでしょうか。ラージャの意味はキング（King）であり、ラージャヨガはヨーガの王様です。それは、非常に崇高なヨーガであると考えることができます。

ラージャヨガの主題は、私たち人間の持つ潜在能力を開発することです。ラージャヨガだけではなく、一般のヨーガにおいても、私たちの存在は、大きな潜在的可能性を秘めていると考えます。誰もがヨーガによってそれを開発することができるのです。

私たちの潜在能力を開発するために、ラージャヨガでは、自己受容をあげています。これは、言わば私たちの運命、カルマすべてを受け入れるということです。すでに述べたサムスカーラを消す方法と同じです。興味深いことに、サムスカーラを消すことは、私たちの潜在能力を開発することと同じなのです。言わば、私たちは皆すごい力、能力を持っているのですが、サムスカーラがそれを覆い隠しているのです。サムスカーラという障害を取り除けば、あなたが持っている能力が開花していきます。

サムスカーラを消すことは、ただ単に運命を変えるだけでなく、私たちの能力のレベルを著しく上げていきます。無限の潜在能力を利用できるようになれば、自分の思うような人生を歩めるのは間違いありません。多くの自己啓発書や成功哲学書で、潜在意識の重要性が述べられていますが、具体的にどのようにそれらを利用するのかは明記されていません。ラージャヨガはそういう具体的な実践方法まで示しているのです。

ヨーガ8支則

ラージャヨガの実践部分としてヨーガの8支則があります。これらは、ヨーガを実践するすべての者にとって、最も重要なシステムです。第二章でも述べましたが、もう少し説明しておきます。

・Yama（ヤマ）

ヨーガの8つのプロセスの1番目はYama（ヤマ）と呼ばれるものです。日本語では、禁戒と訳されることがあります。これは、「普段から、こういうことはやらないようにしましょう」という禁止事項と考えればよいでしょう。2番目のNiyama（ニヤマ）とあわせて、私たちの日常生活での心構えと考えれば分かりやすいでしょう。

・Niyama（ニヤマ）

ニヤマもヤマと同じように日常生活での行動指針を示しています。日本語では、勧戒と訳されることがあり、ヤマの禁戒と比べてみると、こちらは「こういうことを積極的に行っていきましょう」というものです。ヤマとニヤマでは、それぞれ5つの項目があげられています。これらが、仏教の考えと似たような内容（項目によってはまったく同じ）になっているのは興味深い点です。

一般にヨーガの中心だと思われているアーサナ（ポーズ）よりも前に、このヤマとニヤマという道徳的な項目が示されているのは非常に興味深く、本来のヨーガとは何かを暗示しています。

ヤマとニヤマの10の項目というのは、すでに作ってしまったサムスカーラやカルマの悪い影響を最小限にし、さらに、良くないサムスカーラを作らないようにしてくれるものです。そういう意味でも、ヤマとニヤマはヨーガに限らず、私たちすべてにとって非常に重要な考えであると言えます。

ヤマとニヤマの10項目というのは、お釈迦様の教えである、八正道と共通する部分がとても多いのです。ラージャヨガの聖典といえるヨガスートラを著したパタンジャリは、お釈迦様と近い時代の人物であり、お釈迦様の影響を受けたと考えるのは自然なことでしょう。ヨーガの教えの基礎がお釈迦様の教えとつながっているというのは、仏教に比較的馴染みのある私たち日本人にとっては不思議な縁を感じさせます。

ヨーガ8つのプロセスの3番目は、Asana（アーサナ）です。これは、いわゆるさまざまなポーズのことで、ヨーガといえば、このアーサナ（ポーズ）を思い浮かべるかたが多いでしょう。

4番目は、Pranayama（プラーナーヤーマ）と呼ばれているものです。これに関しても、誤解される部分が多いようですが、プラーナーヤーマは単なる呼吸法ではありません。呼吸と密接に関連していますが、主はプラーナという生命エネルギーを扱う技術です。

5番目から、最後の8番目にあたるSamadhi（サマーディー）までは、大きくとらえればメディテーション（瞑想）関連ということができます。

以上、ヨーガの8つのプロセスについて簡単にみてきました。まとめると、日常生活での心構えから始まり、身体を使うアーサナ、そして呼吸を使うプラーナーヤーマ、最後に意識を使うメディテーションという4つのステップになります。

このシステムにおいては、最後はサマーディーを目指すことになります。サマーディーにもいくつかの段階がありますが、それは言わば通常の私たちの意識状態を超えていくもので、潜在意識の開発と言うことができます。

ラージャヨガでは、これら8つのプロセスにより、サマーディーを目指し、潜在意識を開発していこうとします。ラージャヨガの実践は、そのままサムスカーラ、カルマに対処していくことであり、思うようにならない人生をより良い方向に変えていく、また運命を好転させていく実践的手法と言えます。

ハタヨガ

心のヨーガであるラージャヨガに対して、ハタヨガは身体のヨーガと言うことができます。古代ヨガの教典のひとつである「ヨガ・ウパニシャッド（Yoga Upanishads）」によるとハタヨガとは、肉体的そして精神的な純化、および調和を得る手段とされています。

心を中心に考えて身体を利用するラージャヨガに対して、ハタヨガでは身体と心を同等のものとして扱い、心身両面を純粋にし、バランスをとっていこうとしています。ハタヨガはラージャヨガの準備的なヨガであるとの考えもあり、最終的にはハタからラージャへと進んでいくことになります。

現在、世界中で行われているさまざまなヨーガは、本来のヨーガであるラージャヨガではなく、ハタヨガの１種であるといえます。さらに、ハタヨガと言っても実際に行われているのは、そのほんの入り口部分のほんの一部分のみというのが現実でしょう。ハタヨガでは、いろんなアーサナ（ポーズ）をただ行っていても意味はなく、チャクラ、そしてプラーナという生命エネルギーをどのように扱うかが重要になります。したがって、プラーナとは何か？　ということがわかっていなければならないのです。

ハタヨガは最もよく知られているものですが、そこには誤解も多くあるようです。Hatha は一般的に〝力〟と訳されますが、実際には ham と tham という2つのマントラにより構成されており、それぞれ ida と pingala という2つのエネルギーの通路である nadi と対応しています。したがって、ハタヨガは、2つのエネルギーを調和させるヨガであるといえます。2つのエネルギーとは、簡潔に言えばメンタルとフィジカルです。心身を調和させるということです。

なにも考えずにただ一般のヨガ教室やヨガスタジオに通っているだけでは、私たちはヨーガの本質に触れることなく、その入り口であるハタヨガのそのまた入り口部分をぐるぐる回っているだけということになります。言うまでもありませんが、それでは、本書の主題であるサムスカーラをコントロールすることはできませんし、運命を好転させることもできません。いろんなポーズを行い、ただ気持ちよかったという一時的な感覚で終わるだけです。一般的なエクササイズと何ら変わらないものとなってしまいます。それは、ヨーガをやっているつもりの自己満足にすぎません。

美容や健康のためではなく、自分の人生を自分自身でコントロールするため、本来の自分自身に戻るため、ぜひ本来のヨーガを実践して下さい。実は本来のヨーガを行うと、エクササイズ的なヨガよりも美しくなり、健康にもなるのです。

ヴィパッサナ瞑想の実践

ヴィパッサナ瞑想は、ヨーガの瞑想とはまた違ったものです。ヨーガの瞑想は、サマーディーを目指すものであり、集中力を極限まで強化していくものです。ある対象に意識を集中することにより、自己の普段の認識を超越していきます。ヨーガの瞑想では、サムスカーラへのアプローチは可能でしょうが、それだけではサムスカーラをコントロールするのは難しいかもしれません。

サムスカーラという点から言えば、ヨーガの瞑想よりもお釈迦様の悟りの瞑想であるヴィパッサナ瞑想の方がより効果的です。ヴィパッサナこそ、サムスカーラを消したり、その効果を弱めるのに最も効果的な実践法と言えるでしょう。

集中のサマーディー瞑想に対して、ヴィパッサナは気づき・智恵の瞑想です。より総合的に、サムスカーラへアプローチできるものです。

智恵というのは、ラージャヨガでもお釈迦様の教えの中でも非常に重要な言葉です。智恵の開発こそが、私たちの運命好転の鍵になります。

言うまでもありませんが、ここで言う智恵とは、学校で学ぶ知識のことではありません。東京大学に合格できるだけの知識があったとしても、その人に智恵があるかどうかは分かりません。一方で、大学を出ていないかたでも、智恵を開発することはできます。残念ながら、智恵は学校では学ぶことができないものです。

ここでは、ヴィパッサナ瞑想法のポイントとサムスカーラに関連する項目を抜粋し、紹介いたします。

ヴィパッサナ瞑想法で最も重要なのが〝感覚〟です。感覚というと、当たり前のように誰もが持っているものです。感覚があるからこそ、私たちは生きていると言えるでしょう。そして、その私たち誰もが持っている感覚が、実は非常に重要なのです。数多くの瞑想法がありますが、この感覚を使う瞑想法というのは、お釈迦様が発見したオリジナルのものでしょう。

感覚という誰もが持っているものを使う、ヴィパッサナ瞑想法はそれだけなのです。したがって、誰もが簡単に始めることができます。それを実践していくと、その効果は信じられないくらい大きなものとなります。

ヴィッパッサナにおいて、誰もが持っている感覚を使う具体的な方法というのは、今、現在に意識を向けるということです。あなたが何かを感じている時、それはまさしく今、感じているわけです。椅子に座っている時に、お尻が椅子に当たっているその感覚、歩いている時に足の裏が地面を踏んでいるその感覚、これらはまさに今という時に起こっていることです。

ヴィパッサナ瞑想法により、今に生きる訓練をしているということができます。すると、私たちは、普段は今に生きていないのかもしれません。

「あなたは、今に生きていますか？」

例えば、食事をしている時、あなたは今に生きていますか？　仕事をしている時、あなたは今に生きていますか？　友達とお茶をしている時、あなたは今に生きていますか？

食事をしている時に、今に生きるとは、食事をしっかり味わうということです。お箸で口に運び、しっかり噛み、飲み込む……。もし食事をしている時に、明日の予定のことや、過去の思い出など、何か別のことを考えているのであれば、それは今に生きているとは言えません。仕事をしている時や、友達とお茶している時もそうです。仕事をしている時に、仕事が終わった後の飲み会のことに意識が向かっているなら、今に生きていることにはなりません。お茶している時に、友達の話には上の空で、他のことを考えているのであれば、今に生きていることにはなりません。

私たちは、今生きているつもりかもしれませんが、よくよく考えてみると、目の前のこと、今のことよりも、過去や未来のことへ意識を向けていることが多いようです。

過去や未来は存在しないのですが、その存在しないものに意識を向けるということは、今を無駄にしているということです。人生は今の連続なので、気をつけないと、あなたは自分の人生の大半《たいはん》を無駄に過ごしているのかもしれません。もし、人生を充実させたいのであれば、意識を常に今に向けなければなりません。食事をしている時はしっかり食事をし、仕事をしている時は仕事に集中し、友達とお茶している時は、友達としっかり向き合うのです。そうすれば、あなたの人生は間違いなく変わっていきます。サムスカーラのことを考える必要もなく、運命が変わっていくでしょう。ヴィパッサナ瞑想法は、今に生きるという、私たちにとって最も重要なことを教えてくれます。

感覚の使い方の詳細は、今回省略しますが、簡単に言えば、身体全体の感覚を使い、感覚を利用して、私たちの潜在意識へとアプローチしていきます。そして、私たちの奥の奥の奥深ーくまで、汚れを掃除していくのです。その過程で、さまざまなサムスカーラを消していくのです。私の著書でも書きましたが、不思議な変化をいくつも実体験しました。その1つの例をお話しします。

人には誰でも、好きな人や嫌いな人がいると思います。私もいました。そして、ヴィパッサナ瞑想の集中トレーニングを受けた後、その好き嫌いの感覚がほとんどなくなっていたのです。過去に苦手だな、嫌だなと思っていた人に対して、特別な感情を抱かなくなったのです。さらに言えば、嫌だという気持ちが消えたので、そう思えなくなったのです。これはまさに、嫌だというサムスカーラが潜在的な部分から消え去った結果と考えることができます。これは1つの例ですが、同じようなことがさまざまに起こるのです。

好き嫌いというのは、私たちが誰もが根本的に持っている感覚です。この好き嫌いの気持ちが厄介なものなのです。嫌いという気持ちが良いものでないのは、皆さんもよくお分かりでしょう。しかし、実は好きという気持ちも、気をつけなければいけないものなのです。

なぜなら、例えばケーキを食べた時、おいしい、好きという気持ちが起こったとしましょう。するとどうでしょう……。しばらくして、またケーキを食べたいと思うことはありませんか？

ほとんどのかたが、好きという経験をすれば、必ずと言ってよいほど、またその好きを味わいたいと思います。そして、その気持ちが執着を作っていきます。執着は、私たちの苦しみの原因と言ってよいものです。執着がなくなれば、どれほど楽に楽しく人生を過ごせるかわかりません。以下は、私の著書の引用となります。さらに理解を深めるためにご参照ください。

〈引用①〉渇望と嫌悪

ある現象に対して、好き、もしくは嫌いの感情を抱く。そうすると、好きなものに対しては、また起こってほしいと思う。嫌いなものに対しては、もう2度と起こってほしくないと思う。ある出来事に対して好き嫌いの感情が出てくることによって、私たちは自然に、また起こってほしいという渇望、もしくは、もう起こってほしくないという嫌悪を生み出します。その結果、執着が生まれるわけです。もし、あらゆる出来事に対して、好き嫌いの感情を起こすことなく、ニュートラルでいられるなら、執着が出てくることはありません。執着はサンスカーラ（サムスカーラ）を生み出します。サンカーラ（サムスカーラ）はカルマとなり次の生への原因となります。そして、その生には感覚が備わっています。生まれて来たからには、感覚があるのは当たり前です。私たちは、皆、感覚を持っています。感覚によって、さらに渇望と嫌悪が生まれるというわけです。このように、渇望と嫌悪、執着、生成、感覚、そして渇望と嫌悪という具合にぐるぐる回っていくことになります。

ヴィパッサナ瞑想の目的は、心を純化すること、別の言い方をするとサンカーラ（サムスカーラ）を消していくことです。そして、本当の意味での自由を得ることです。この自由とは、こうした渇望と嫌悪から感覚という永遠に続く回転から抜け出すことと考えることができます。この瞑想により、無常を理解し、渇望と嫌悪の感情を起こさないようにします。

〈引用②〉４つの執着

苦しみの原因である執着には、４つの種類があります。１つ目は欲望、渇望です。心の中で欲望が起こった時はいつでも、肉体的な感覚を伴います。欲望が満たされると、その肉体的感覚も消えます。そして、また感覚が生じ、新たな欲望を生み出します。これにより、欲望を満たすことへの依存が始まり、多くの苦しみをもたらす結果となります。

2つ目の執着は、「私」「私のもの」への固執です。私への批判や、私を害することに対しては、耐えることが難しいでしょう。さらに、私そのものだけではなく、私に属しているものへの固執も含まれます。もし、私や私のものが永遠であるなら、苦しみが生まれることはありません。しかし現実は反対で、遅かれ早かれ、私や私のものはすべて消えてなくなります。いずれは消えてなくなるものへの執着は、苦しみを生み出します。

3つ目の執着は、2つ目と似ていますが自分の考えや信念です。そして、最後が、習慣、儀礼儀式や宗教的実践への固執です。これらはすべて表面的な誇示でしかなく、そこに真実はありません。

ヴィパッサナ瞑想法によって、心がどんどん純化されていく、きれいになっていくのです。サムスカーラも心の汚れです。それが潜在部分の奥深くから消えていくのです。皆さんも汚い部屋をきれいに掃除すれば気持ちよくなるでしょう。それと同じように、心の汚れを落とし、綺麗にすれば、気持ちよくなり、エネルギーに満ちあふれます。エネルギーが満ちあふれれば、自然にいろんなことができます。たとえ少しくらい失敗してもどうということはありません。エネルギーが十二分にあるので、乗り越えるのも簡単です。結果として、自分の思うように物事が進んでいくのです。

サムスカーラ増加と消滅の法則

サムスカーラの法則の1つとして、心の作用からサムスカーラ、そして心の作用へと、繰り返しの反応により強化されていくプロセスがあることをすでに見てきました。そして、それとは逆の、消滅のプロセスも存在します。

私たちの通常の状態、無知の状態では、サムスカーラは増大を続けていきます。しかしながら、ヴィパッサナ瞑想などにより、智恵を開発し、客観的に観察することを始めれば、その増大のプロセスは止まります。そしてさらに観察を続ければ、消滅のプロセスが始まるのです。サムスカーラが生み出されたとしても、心の平静を失わなければ、それは力を失い、やがて消えていきます。心の平静を維持し続ければ、現在作り出しているものだけでなく、過去に作った古いサムスカーラが現れてきて、そして同じように消えていきます。このように多くのサムスカーラを消すことに成功すれば、どんどん幸せを感じることができるようになります。

この幸せというのは、条件付きの幸せではなく、絶対的な幸せです。何かおいしいものを食べたから幸せというのではありません。海外へ旅行をしたから幸せというのでもありません。

また、好きな人と結婚できたから幸せということでもありません。何が無くても、どんな環境下においても感じられるものが絶対的な幸せです。サムスカーラをどんどん消していくことによって、どんどんそのような状態に近づいていきます。別の言い方をすれば、どんどん自由になっていくということです。また、生きるのがどんどん楽になっていくということもできるでしょう。もし、すべてのサムスカーラを消すことができれば、完全な自由、そして無上の喜び、幸福を得ることができるでしょう。

〈引用③〉

心の古い習慣には、反応すること、そして反応を増大させることがあります。何か嫌なことが起こった時、嫌悪というサンスカーラ（サムスカーラ）を生み出します。心にサンカーラが生み出されると、心地よくない体の感覚を伴います。そして次の瞬間反応という古い習慣のため、再び嫌悪を作り出します。このように増大のプロセスが始まります。

もし、感覚に反応せず、その永続しない性質を理解し、笑ってやり過ごすことができれば、新たなサンカーラを生み出さずにすみます。そして、すでに起こったサンカーラは増大することなく消えていきます。次に、心の奥から、同じタイプのサンカーラがやってきます。それでも心が落ち着いていれば、それらは消えていきます。さらに次の瞬間、別のサンカーラが出てきますが、心が平静であればそれらも去っていきます。こうして感覚に反応せず、心を平静に保つことで、消滅のプロセスが始まります。

ヴィパッサナ瞑想は、感覚に対して気づくことと、冷静でいることによって、自分自身の主人になる方法を教えてくれます。もし、今この方法を習得しさえすれば、将来は自動的に明るいものとなります。

おわりに

私たちは、日々生活をしています。毎日さまざまなことを行い、生きています。しかしながら、ふと本当に生きているのだろうかと思う瞬間があります。これは、死んでいるということではなく、本当の意味で生きているかどうかということです。ヴィパッサナ瞑想法のポイントのところですでにお話ししましたが、今に生きてこそ、生きていると言えるのです。

地球上には、70億以上の人類が存在し、そのひとりひとりがさまざまな活動を日々行っています。多くのかたが生きているとともに、多くの方々が日々死んでいます。生まれたからこそ、死んでいきます。生まれなければ死ぬこともありません。生まれることから死ぬということができます。生と死は1つのセットになっています。生があるから死があるのです。死があるということは生があるのです。結局、生も死も同じものです。

サムスカーラを学び、理解することで生死に対する考え方が変わっていきます。特に死というものへの見方が大きく違っていきます。人生というものを1つの流れとして考えることができるようになります。人生という1つの大きな流れの中で、次から次へとどんどん数珠繋ぎのようにつながっていきます。そこには、始まりも終わりもありません。そうです、生も死もありません。あるのは単なる流れです。心の、またはエネルギーの連続した流れがあるだけです。

私たちは、好むと好まざるとに関わらず、大きな流れに流されています。そして、どうせ流されるのならば、やはり楽に、楽しく流されていくほうが良いでしょう。しかし、私たちがやっていることと言えば、逆に一生懸命流れに逆らってオールを漕いでいるようなものです。いくら一生懸命に漕いでも、まったく進みません。せいぜい同じ場所に留まっているだけ、悪ければ進みたい方向と逆方向へ進んで行ってしまいます。

私たちは、何もがんばる必要はないのかもしれません。一生懸命漕ぐ必要もないのでしょう。まずはリラックスして、力を抜いて、流れに任せてみましょう。そうすれば、行くべき流れが見えてきます。

常に心を平静に保つことによって、あなた本来の道が見えてきます。そのまま流れに乗っていけば、必ず幸せになります。

自分本来の流れに逆らうことにより、サムスカーラが作り出され、それが苦しみにつながります。私たちは、知らない間に多くのサムスカーラを作り出し、勝手に苦しんでいます。サムスカーラを理解すれば、もう苦しむ必要はありません。ただそのまま、そのままで、あるがままでいいのです。

ゆっくりと大きく息を吸ってください。そして、心を落ち着かせてください。

幸せはまさに今そこにあります。

◎ 著者プロフィール ◎

Upkar（ウプカル）

立命館大学理工学部卒業
University of Oregon（オレゴン大学）経営学修士課程（MBA）修了
協和発酵工業（株）、GE横河メディカルシステムズ（株）などを経て独立。
「超美人ヨガ（Ananda Yoga）」代表

ヨガの聖地、インド・リシケシにて、ハタ、アイアンガー、アシュタンガ、シバナンダなど様々なヨガを学ぶ。瞑想トレーニングにより意識の重要性を再認識し、体、呼吸、意識を動かし“こころ”と“からだ”を奥から純粋にする「超美人ヨガ（Ananda Yoga）」を立ち上げる。アナンダ（喜びの）ヨガを実践する。

著書「沈黙の科学　10日間で人生が変わるヴィパッサナ瞑想法」（明窓出版）

「ヨガインストラクターを目指す方、人生を良い方向へ変えたい方などを対象としたインストラクター養成プログラム」「レギュラーヨガクラス」への問い合わせ、講演や研修セミナーの依頼は下記へ。
E-mail：info@yoga-bijin.jp
Web：http://yoga-bijin.jp/

あなたの運命《うんめい》を決《き》めるサムスカーラ
本当《ほんとう》の幸《しあわ》せを見《み》つけるヨーガの秘宝《ひほう》

ウプカル

明窓出版

平成二四年四月一日初刷発行
発行者 —— 増本　利博
発行所 —— 明窓出版株式会社
〒一六四—〇〇一二
東京都中野区本町六—二七—一三
電話　（〇三）三三八〇—八三〇三
ＦＡＸ（〇三）三三八〇—六四二四
振替　〇〇一六〇—一—一九二七六六
印刷所 —— シナノ印刷株式会社

ISBN978-4-89634-298-7
ホームページ http://meisou.com

沈黙の科学

10日間で人生が変わる

ヴィパッサナ瞑想法

UPKAL

ブッダの悟りがこの瞑想で分かる！

MBA取得者がインド・リシケシから持ち帰った、人生を自由自在に変えられる究極のシンプルメソッドとは？

「今を生きる」とは具体的にどういうことなのか、ストンと腑に落ちる１冊です。

「悟りとは、心と身体を純化してキレイにするということです。心が変わり、ものごとに対する反応が根本から変わることにより様々な変化も起こり、人生を自由自在に変えられるといってもよいほどの大きな違いが生まれます。人生を変える重要な鍵は私たちの内側にあるのです」

第１章　人生が変わる瞑想体験10日100時間（インド・デラドゥーン）
第２章　人生が変わる瞑想法の本質
第３章　人生が変わる瞑想法の実践
　第１部　ヴィパッサナ瞑想の実践
　第２部　ヴィパッサナ瞑想講義（１日ごとに）

定価1365円

ヒンドゥー数霊術

ハリシュ・ジョハーリ著　大蔵悠訳

古代インド4000年の実践的叡知。ヒンドゥー数霊術がここにあかされる。生まれ日から運命を解読する技法としては、ヒンドゥー数霊術の右に出るものはない。性格はもちろんのこと、人間関係、恋愛、結婚、健康などが恐るべき正確さで算定される。これまで日本にほとんど知られることなく神秘のベールにつつまれていた古代インドの秘法「ヒンドゥー数霊術」をここに初公開。

数霊術とは「数」を使って人間の本質を探究する運命学の一つです。とても学びやすく、しかも一度この数霊術に習熟すれば、生年月日や名前などに現れる数を使って、驚くほど的確に自分の性格や他人の性格、相性、運命的傾向といったものを判断することができるようになります。数霊術を使って人を判断する場合に大切なことは、まずエゴをなくすことです。その上で相手のパーソナリティーに意識を集中させます。数霊術を学ぶ人は、直観力が健全に働くよう、心を静め、自分を無にすることを学ばなければなりません。数霊術を習得していくうちに、忍耐力や持続力、集中力が養われることでしょう。また経験が、本に書いてある以上のことを教えてくれるはずです。　定価1529

夢研究者と神

ベリー西村

世界初　夢世界を完全解明。最新科学、宇宙学、量子力学、神学、精神世界を網羅し初めての切口で宇宙創生、時空の秘密をも明かす。

夢に興味のある方必読の書です。後半の「神との対話」では睡眠、宇宙、時間の秘密を神が語っているのですが、その内容は正に驚愕。
夢のみならず科学、神学、精神世界に興味のあるすべての方に読んで頂きたい本といえます。

一．夢の本はつまらない／二．夢は三世界あった／三．夢は白黒？／四．夢判断、夢分析は危険／五．脳が作り出す夢の特徴／六．脳夢を楽しもう！／七．脳のリセット方法／八．繰り返し見る夢／九．入学資格テストの夢／十．境界意識夢／十一．驚異の催眠術／十二．自覚夢（明晰夢）の体験方法／十三．自覚夢の特徴／十四．魂の夢／十五．睡眠で得る健康・若さ維持／十六．アルファ波の確認方法／十七．時空を超える夢／十八．予知夢／十九．覚醒未来視／二十．夢での講義／二十一．神との対話

定価1500円